Rosa damascena
Eine homöopathische Arzneimittelselbsterfahrung
Die Rose - Botanik, Geschichte, Medizin

von
Benno Ostermayr
Artur Wölfel

D1641411

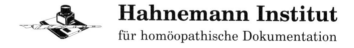

Hahnemann Institut
für homöopathische Dokumentation

Die Deutsche Bibliothek - Nationales ISBN-Zentrum

Rosa damascena, Eine homöopathische Arzneimittelselbsterfahrung,
Die Rose - Botanik, Geschichte, Medizin
Orignalia Homeopathica
Benno Ostermayr und Arthur Wölfel,
Greifenberg: Hahnemann Institut -
Privatinstitut für homöopathische Dokumentation GmbH, 1999

ISBN 3-929271-21-4

© Copyright 1999
Hahnemann Institut - Privatinstitut für homöopathische Dokumentation
GmbH - Krottenkopfstraße 2 - D-86926 Greifenberg
Tel. 08192-93060 / Fax. 08192-7806
E-mail: hahnemann@t-online.de
Internet-Homepage: www.hahnemann.com

Alle Rechte, einschließlich auszugsweiser oder photomechanischer Wiedergabe, vorbehalten. Kein Teil dieses Buches darf ohne schriftliche Genehmigung des Verlages in irgendeiner Form - durch Photokopie, Microfilm oder irgendein anderes Verfahren reproduziert oder in eine von Maschinen, insbesondere Datenverarbeitungsmaschinen, verwendbare Sprache übertragen oder übersetzt werden.

Satz und Gestaltung: Peter Vint
Druck und Herstellung: EOS Verlag, Erzabtei St. Ottilien

Verlags-Nr.: 929271 - ISBN 3-929271-21-4

Herrn Willibald Gawlik

zum 80. Geburtstag

Inhalt

Vorwort

Die Idee, sich eingehender mit der Rose in der Homöopathie zu beschäftigen, entstand anläßlich der Planung einer Fest- und Fortbildungsveranstaltung zum 80. Geburtstag des verehrten Kollegen GAWLIK.

„Rose - Lilie - Iris. Ein homöopathischer Blumenstrauß für DR. WILLIBALD GAWLIK". Wir mußten bald erkennen, daß die in Kunst und Literatur so duftende Rose in der homöopathischen Arzneimittellehre allenfalls die Rolle eines Mauerblümchens spielt.

Mit dem Büchlein wollen wir einen Anfang machen im Verständnis dieser zauberhaften Blume für die homöopathische Behandlung. Weitere Arbeiten müssen und werden folgen.

Wir sehen diesen Anfang aber auch ganz im Geiste des Kollegen GAWLIK, dem dies als Festschrift gewidmet ist.

Schließlich hat auch er im Laufe seines Homöopathenlebens vieles und auch viele von uns auf den Weg gebracht.

BENNO OSTERMAYR
ARTUR WÖLFEL

Die Rose - Botanik, Geschichte, Medizin

von Benno Ostermayr

Etymologie

Stat rosa pristina nomine, nomina nuda tenemus

Umberto Eco

Der Name der Rose

Der Ursprung des Wortes Rose ist umstritten. Die verschiedenen Namen der Rose (griechisch rhódon, lateinisch rosa, altgermanisch ros, keltisch roschaill, slawisch róza) sollen auf ein indogermanisches Wort *vrod* oder *vard* zurückgehen. *Vrad* bedeutet im Sanskrit zart, biegsam. In den semitischen Sprachen finden sich Rosennamen, die vom gleichen Stamm abgeleitet sind. So heißt Rose im Hebräischen *wered*, im Aramäischen *wrad*, im Arabischen *ward(a)* und im Koptischen *ourt*. Sowohl das arabische Wort *ward* als auch das deutsche Wort *Rose* werden auch für zahlreiche andere Blumen und Sträucher verwendet, die nicht zur Familie der Rosen gehören (z.B. Alpenrose, Pfingstrose, Cistrose, Klatschrose, Rosenlorbeer, Sonnenröschen etc.).

Wann sich das Wort Rose in die deutsche Sprache eingebürgert hat, ist bisher nicht geklärt worden, vermutlich mit der Einführung der ersten Gartenrosen um etwa 800 n. Chr. Bei den Germanen wurden die Dornsträucher nicht so streng unterschieden: die altgermanische Bezeichnung für sie ist *brama*, althochdeutsch *hiufo*. Aus *brama* wurde später Brombeere (englisch bramble).

Unter dem Namen Hundsrose (Rosa canina) werden die meisten wildwachsenden Rosenarten zusammengefaßt. Die Bezeichnung (analog Hundsveilchen, Hundskümmel usw.) soll den Gegensatz zu den Gartenrosen verdeutlichen.

Das Wort Hagebutte gehört in seinem ersten Teil zu *Hag* (d. h. dichtes Gebüsch, Hain), in seinem zweiten Teil zu *Butzen* (d. h. Klumpen).

Als Rosarium bezeichneten die Römer Rosengärten; die der Erbauung des Eigentümers dienten, während das rosetum eine gewerbliche Rosenanlage war, also etwa eine Schnitt-rosenkultur im modernen Sinne. Im Mittelalter wurde die Bezeichnung rosarium auch für Literatursammlungen, Anthologien (Blütenlesen) etc. gebraucht.

Rosarium heißt auch eine Gebetsschnur mit Perlen (Rosenkranz), deren man sich in der katholischen Kirche zum Abzählen der Vaterunser und Ave Maria

bedient. Die ersten Rosenkränze, die angeblich aus Rosen angefertigt waren, sollen die Dominikaner gebraucht haben.
Literatur: Eco, Götzinger, Hegi, Krüssmann, Madaus.

Botanik

A sepal, petal and a thorn
Upon a common summer's morn -
A flask of Dew - A Bee or two -
A Breeze - a caper in the trees -
And I'm a Rose!

Emily Dickinson
The Complete Poems

Die Rosen gehören zur Pflanzenfamilie der Rosengewächse (Rosaceae), die mehr als 2000 Arten umfaßt und die besonders in kalten und in gemäßigten Zonen verbreitet ist. Es handelt sich um krautige Pflanzen oder Holzgewächse mit meist fünfzähligen Blüten, wechselständigen, einfachen oder geteilten Blättern und stets vorhandenen Nebenblättern.

Zu den Rosengewächsen zählen viele Nutzpflanzen wie z. B. die Obstbäume (Apfel, Birne, Kirsche, Pflaume, Pfirsich etc.) und Beerenfrüchte (Himbeere, Erdbeere, Brombeere etc.), verschiedene Wildgehölze und Ziersträucher (Schlehe, Vogelbeere, Spierstrauch, Feuerdorn etc.) sowie eine Reihe von Heilpflanzen (Weißdorn, Frauenmantel, Fingerkraut etc.).

Aus der großen Zahl von etwa 150 Rosenarten sind durch Kreuzung und Auslese unzählige Kultursorten entstanden. Heute gibt es etwa 30.000 Rosensorten, weshalb für die Rosenforschung, wie schon zu Goethes Zeiten, die wissenschaftliche Klassifikation ein großes Problem darstellt.

Die wichtigsten Stammarten unserer Gartenrosen sind die Teerose, Rosa odorata, die Bengal- oder Chinarose, Rosa chinensis, aus China, die Damaszenerrose, Rosa damascena, aus Vorderasien, die Zentifolie, Rosa centifolia, aus dem Kaukasus, und die Essigrose, Rosa gallica, aus Europa und Westasien. Die häufigste heimische Rosenart ist Rosa canina, die als Veredelungsunterlage für viele Kulturrosen im Gebrauch ist.

Alle Wildrosen besitzen fünf Blütenblätter (Kronblätter, Petalen) sowie fünf Kelchblätter (Sepalen). Eine Ausnahme von dieser Regel stellt die Stacheldraht-Rose (Rosa sericea f. pteracantha) dar, bei der sich nur je vier Blüten- und Kelchblätter finden. Die Blüten aller Rosenarten sind zwittrig, d. h. in einer Blüte sitzen sowohl die männlichen Blütenorgane (Staubblätter mit Pollen) wie auch das weibliche Organ, der Stempel. Nach der Befruchtung entwickelt sich aus ihm die Hagebutte mit den Samen.

Die Hagebutte ist nicht die Frucht der Rose, sondern ihre Scheinfrucht. Es handelt sich um bauchige Behälter, die die eigentlichen Samen (Nüßchen oder Früchtchen) der Rose enthalten. Die Anzahl der Früchtchen pro Hagebutte ist abhängig von ihrer Größe: bei Rosa multiflora enthalten die Hagebutten nur einige Samen, bei den Gartenrosen zehn bis zwanzig, bei Rosa clinophylla bis 150.

Viele der gefülltblühenden Kulturrosen sind steril, sie können also keine Früchte tragen, und die Blütenstiele fallen nach der Blüte ab.

Der Vitamin-C-Gehalt der Hagebutten liegt je nach Art, Klima und Reifezustand zwischen 250 mg und 2900 mg (bezogen auf 100 g frische Hagebutten). Neben dem Vitamin C finden sich in Hagebutten auch die Vitamine K, P und das Provitamin A. Zahlreiche Mineralstoffe wie Kalzium, Kalium, Natrium, Magnesium, Eisen und Phosphat lassen sich ebenfalls nachweisen.

Eine Rose kann etwa 20 bis 100 Staubblätter pro Blüte entwickeln. Durch natürliche Befruchtung und Züchtung können diese Staubblätter in Blütenblätter umgewandelt werden. Aus diesem Umwandlungsprozeß erklären sich die unterschiedlichen Blütenfüllungen der einzelnen Rosensorten. Rosen mit fünf bis zehn Blütenblättern nennt man einfache Rosen. Ab zehn Blütenblättern spricht man von halbgefüllten, ab zwanzig von gut gefüllten Rosen, ab vierzig Petalen von stark gefüllten Rosen.

Die Hauptfarben der Rosenblüten sind Rot, Rosa, Gelb und Weiß. Zwischen diesen Tönen finden sich zahllose farbliche Übergänge und Schattierungen. Blaue Rosen existieren bisher nicht. Doch scheint es möglich zu sein, ähnlich wie bei Hydrangea, die Blütenblätter durch Zugabe von Farbstoffen blau umzufärben.

Rosen haben keine Dornen, sondern Stacheln. Stacheln sind Auswüchse der Epidermis und der unter ihr liegenden Rindenzellen, die sich relativ leicht abbrechen lassen. Dornen hingegen sind umgewandelte Sprosse, die einen Holzkörper besitzen und daher mit dem Trieb fest verbunden sind (z. B. Schlehe, Hauhechel). Durch entsprechende Züchtung gibt es mittlerweile eine Reihe von völlig stachellosen oder wenig bewehrten Rosen (sogenannte Pax-Rosen).

Die meisten Rosen gedeihen am besten auf einem tiefgründigen, sandig-lehmigen Boden mit ausreichendem Humusanteil. Der pH-Wert des Bodens sollte im neutralen oder leicht alkalischen Bereich liegen. Bei saurer Bodenreaktion kann der pH-Wert durch Kalkgaben erhöht werden.

Rosen benötigen für ein optimales Wachstum reiche Besonnung und reine, frische Luft. Manche Arten leiden aber auch unter Sonnenbrand (z. B. vor heißen Südwänden). Am besten sind die Westlagen (wegen des Morgentaues), aber auch die Ostlagen sind in vielen Fällen günstig.

Rosen können von verschiedenen Pilzkrankheiten und zahlreichen Schädlingen befallen werden. Die häufigsten Pilzkrankheiten sind der echte Mehltau (Pilz Sphaerotheca pannosa var. rosae Lév.), der falsche Mehltau (Pilz Peronospora sparsa Berk), der Sternrußtau (Pilz Marssonnia rosae Lib.) und der Rosenrost (Pilz Phragmidium mucronatum Schlecht). Wichtige Rosenschädlinge sind u. a. die Spinnmilben, die Blattläuse, die Rosenblattrollwespen, die Rosenzikaden, die Gallwespen und viele andere.

Die Gallwespen (Cynipidae) stechen die Knospen, Blätter, Stengel oder Wurzeln an und legen ein oder mehrere Eier in das lebende Pflanzengewebe hinein. Unter der Einwirkung des Eies oder der Larve kommt es zur Bildung von verschieden gestalteten ein- oder mehrkammerigen Gallen. Die Gallen von Rhodites rosae L. sind die sogenannten Rosenschwämme, Rosenäpfel, Schlafäpfel oder Bedeguare, die an ihrer Größe, roten Farbe und an den langen, weichen, verzweigten Auswüchsen leicht zu erkennen sind. In den verschiedenen Kammern leben neben den Larven öfters verschiedene fremde Einmieter (z. B. die Schlupfwespen Torymus bedeguaris und Eupelmus bedeguaris). Den Bedeguaren wurden früher, wie den Aigagropillen (Haarkugeln aus Wiederkäuermägen), große Heilkräfte zugeschrieben, besonders gegen Steine, Kropf und Eingeweidewürmer. Der Name Schlafapfel bezieht sich auf den Glauben, daß ein Schläfer mit einem Schlafapfel unter dem Kopf nicht eher erwache, als bis dieser wieder entfernt sei. Die Schlafäpfel sollten auch in der Lage sein, Verhexungen zu lösen und wurden daher zur Beruhigung von Kindern gebraucht.

Trotz erheblicher Krankheitsanfälligkeit können Rosen sehr alt werden. Als ältester Rosenstock der Welt gilt die *Tausendjährige Rose* am Dom zu Hildesheim. Es handelt sich um eine Rosa canina var. lutetiana, die schon in der ältesten Stadtgeschichte von Hildesheim aus dem Jahre 1573 als eine alte Rose erwähnt wird.

Literatur: BARTHLOTT, DICKINSON, DIETRICH/STÖCKER, HEGI, KÜBLER, KRÜSSMANN, MADAUS, MARKLEY, SAUERMOST.

Die Damaszener Rosen

The Damasks are much more elegant than the Gallicas in growth, with open, rather arching branches und long elegant leaves. Their flowers are usually pink and are notable for their rich scent. In fact, they are the chief source in Modern Roses of what we now call *Old Rose* fragrance. Both these classes of roses - the Gallicas and the Damasks - play an important role in the parentage of the English Roses.
D. AUSTIN
English Roses

Die Damaszener Rose (R. X damascena Mill.) ist eine Strauchrose mit stark bewehrten Zweigen und rosa bis roten, mitunter weiß- und rosagestreiften Blüten. Man unterscheidet zwei *natürliche und verschiedene* Gruppen: die Sommer-Damaszener-Rose (R. X damascena) und die Herbst-Damaszener-Rose (R. X bifera Pers.). Die Sommer-Damaszener-Rose ist wahrscheinlich von Kreuzfahrern aus Kleinasien nach Europa gebracht worden. Die Herbst-Damaszener-Rose wurde schon etwa 1000 v. Chr. auf Samos kultiviert, wo sie im Aphroditekult Verwendung fand.

Die wichtigsten Damaszener Rosen sind die *Trigintipetala*, die *Versicolor* und die *Rose de Quatre Saisons*. Die *Trigintipetala* ist die *Rose von Kasanlik*, die wichtigste Sorte für die Gewinnung des Rosenöls. Die *Versicolor* besitzt mittelgroße, locker gefüllte Blüten, die teils halb weiß, halb rosa oder nur weiß und rosa sind. Die *Versicolor* wurde 1551 von dem spanischen Arzt MONARDES zur Erinnerung an die englischen Rosenkriege als *York und Lancaster-Rose* bezeichnet.
Literatur: AUSTIN, KRÜSSMANN

Rosenöl

Es gibt eine Überzeugungskraft des Duftes, die stärker ist als Worte, Augenschein, Gefühl und Wille. Die Überzeugungskraft des Duftes ist nicht abzuwehren, sie geht in uns hinein wie die Atemluft in unsere Lungen, sie erfüllt uns, füllt uns vollkommen aus, es gibt kein Mittel gegen sie.
PATRICK SÜSKIND
Das Parfum

Duftstoffe aus Pflanzen oder Blüten sind schon vor etwa 5000 Jahren durch Enfleurage oder Mazeration extrahiert worden. Das Verbrennen von Hölzern, Harzen oder Kräutern zu kultischen Zwecken, zur Desinfektion und zur Erzeugung eines Wohlgeruchs stellt eine frühe Anwendungsform der ätherischen Öle dar.

Das Wort Parfüm (lat. fumare = rauchen, dampfen) hat seinen Ursprung wahrscheinlich in den Räucherungsritualen der antiken Völker.

Der Zeitpunkt der frühesten Destillation von Rosenöl liegt weitgehend im Dunkeln. Man nimmt an, daß bereits um 100 n. Chr. ein indischer Arzt Rosenöl durch Destillation hergestellt hat. Im 9. Jahrhundert n. Chr. wurde in Persien Rosenöl in größerem Umfang durch Destillation gewonnen und in verschiedene asiatische, arabische und europäische Länder exportiert.

Die Herstellung von Rosenöl erfolgt auch heute noch über die Wasserdampfdestillation. Bei kunstgerechter Vorgehensweise ist die Ausbeute dieses Verfahrens sehr gering: aus drei bis fünf Tonnen Rosenblüten läßt sich etwa ein Kilo ätherisches Rosenöl gewinnen. Das entspricht dem Ertrag von einem Hektar Anbaufläche. Die Blüten werden in den frühen Morgenstunden gepflückt und sofort verarbeitet, andernfalls nehmen Luftfeuchtigkeit und Tau einen Teil des wasserlöslichen ätherischen Öles auf.

Ein weiteres gebräuchliches Verfahren besteht darin, die Blüten mit flüchtigen Lösungsmitteln (Petroläther, Alkohol, Hexan, Kohlendioxid etc.) herauszuziehen (Extraktionsverfahren). Die durch Wasserdampfdestillation hergestellten Öle kommen unter der Bezeichnung Attar der Rose (von persisch Athr, d. h. Rosenöl) in den Handel; die mittels Extraktion gewonnenen Öle werden als Rose Absolue bezeichnet. Der Hauptunterschied zwischen diesen beiden Ölsorten besteht darin, daß beim Rosen Attar die meisten wasserlöslichen Substanzen fehlen, Rose Absolue hingegen alle Bestandteile enthält. Rosenwasser ist eine rosenartig duftende Ausschüttelung von etwa 4 Tropfen Rosenöl in einem Liter destilliertem Wasser.

Aus der Vielzahl der bekannten Rosensorten sind nur sehr wenige zur Rosenöl-gewinnung verwendbar. Die am häufigsten gebrauchten Sorten sind: Rosa centifolia (Marokko, Frankreich), Rosa damascena trigintipetala Mill. (Bulgarien, Türkei), Rosa gallica officinalis (Persien), Rosa alba (Bulgarien), Rosa bifera (Arabien, Marokko, Indien) und Rosa multiflora (China, Korea).

Rosenöl ist ein sehr komplexes ätherisches Öl, das über 400 Einzelsubstanzen enthält, die inzwischen zum größten Teil identifiziert sind. Hauptbestandteile sind das Geraniol (50 - 70 %), ferner Phenylethylalkohol (in Extraktionsölen 55 %, in Destillationsölen unter 9 %), Eugenol, ferner Nerol, L-Citronellol, L-Linalool, Farnesol, Citral, Methyleugenol, Spuren Carvon, azulenogene Sesquiterpene, Ester, Nonylaldehyd und Homologe sowie 10 -30 % Stearoptene (feste Fraktion), die den hohen Erstarrungspunkt des Öls bedingen (die Angaben beziehen sich auf Rosa damascena).

Die Beurteilung des Rosenöls erfolgt auch heute noch - wie seit Hunderten von Jahren - organoleptisch, d.h. mit Augen, Nase und Zunge. Das bulgarische Öl der Rosa damascena ist eine fahlgelbe oder leicht olivgelbe Flüssigkeit, die unterhalb von 21°C weiße bzw. farblose Kristalle absondert (Stearopten). Bei weiterer Abkühlung verfestigt sich das Öl zu einer durchscheinenden Masse. Das Stearopten vermag Duft zurückzuhalten, und besitzt daher ausgezeichnete parfümistische Qualitäten als Fixateur. Der Duft des bulgarischen Rosen Attar wird als warm, tiefblumig, leicht würzig und honigartig beschrieben. Der Geschmack ist leicht bitter, bei hohen Konzentrationen beißend scharf. Der Duft des reinen Öles ist so stark, daß selbst feinste Spuren fest in Geweben haften und auch nach mehrmaligem Waschen noch wahrnehmbar sind.

Die einzelnen Inhaltsstoffe des Rosenöls besitzen eine Reihe von physiologischen und pharmakologischen Wirkungen, die für die therapeutische Nutzung relevant sind. So besitzt das Citronellol antirheumatische und insektizide Eigenschaften, ebenso das Geraniol und das Nerol. Phenyläthanol und Eugenole entfalten anästhetische und bakteriostatische Effekte, Phenyläthanol wirkt zusätzlich leicht narkotisierend. Citral ist stark antiseptisch, Farnesol hemmt das Bakterienwachstum und ist außerordentlich hautfreundlich. Wegen dieser Eigenschaften wird letzteres in der Kosmetik als mildes Deodorans eingesetzt.

Wie guter Wein unterliegt auch das Rosenöl einem Reifungsprozeß: im Laufe der Zeit bilden sich aus den Alkoholen Säuren, diese verestern wieder mit noch vorhandenen Alkoholen und entwickeln vor allem blumig, fruchtig und süß duftende Verbindungen, die den Rosenölen Tiefe und Schwere verleihen.

Literatur: BURGER/WACHTER, FISCHER-RIZZI, KRÜSSMANN, KÜBLER, SÜSKIND, WABNER.

Die Rose in der Geschichte, Kunst und Kultur

Sie verdient es wirklich, besungen zu werden, weil es nie eine andere Blume gab, die einen herrlicheren Triumph errungen hat. An allem, was den Menschen tief berührt, Liebe, Religion, Krieg, Gesetz und Tod, war immer die Rose beteiligt - und die ganze Kultur wird von ihrem Wohlgeruch durchdrungen.

JOSÉ MARIA EÇA DE QUEIROZ
Die Rose

Die ersten Rosen wurden wahrscheinlich 2700 vor Chr. in chinesischen Gärten gepflanzt. KONFUZIUS (551 - 479 v. Chr.) berichtet in seinen Schriften über umfangreiche Rosenpflanzungen in den kaiserlichen Gärten Pekings. Eine rosablühende China-Rose, Rosa chinensis, wurde 1781 durch die Niederländisch-Ostindische Companie nach Holland eingeführt und im Leidener Botanischen Garten angepflanzt. Die Rosa chinensis war für die Rosenzüchtung deshalb besonders wichtig, weil sie wiederholt blüht und eine wirklich rote Blütenfarbe besitzt.

Die älteste gesicherte Darstellung einer Rose befindet sich auf einem etwa 3500 Jahre alten Fresko im Palast von Knossos. Dieses Fresko zeigt einen blauen Vogel und verschiedene Wildblumen, u. a. auch einen Wildrosenbusch.

Nach dem Niedergang Kretas findet sich erst bei HOMER (Ende des 8. Jhs. v. Chr.) wieder ein Hinweis auf die Rose. In der Iliade berichtet er, daß der Leichnam Hektors von Aphrodite mit Rosenöl eingerieben wurde.

SAPPHO, die größte Lyrikerin des Altertums, die um 600 v. Chr. auf Lesbos lebte, besang in ihren Liedern die Rose als Königin der Blumen.

ANAKREON (580 - 490 v. Chr.) der griechische Dichter der Liebe und des Weins, berichtet über die mythische Entstehung der Rose aus dem weißen Schaum, der den Körper der Aphrodite bedeckte, als diese aus dem Meer stieg, und der in weiße Rosen verwandelt wurde, um die Blöße der Göttin zu bedecken. Das Blut der Aphrodite färbte sie erst später rot, als die Göttin in Syrien dem Adonis zu Hilfe eilte und sich den Fuß an den Dornen eines Rosenstrauches verletzte.

Der Vater der Botanik, THEOPHRASTUS (372 - 287 v. Chr.), der bedeutendste unmittelbare Schüler des ARISTOTELES, hat zahlreiche Beobachtungen über die Gartenkultur seiner Zeit überliefert. Er unterscheidet zwischen *rhodon*, der gefüllten Rose, und *kynosbaton*, der Hundsrose oder wilden Rose (Rosa canina). Er erwähnt auch eine hundertblättrige Rose: Rosa centifolia bzw. *rhóda hekantontóphylla*. Diese darf jedoch nicht mit der modernen Rosa centifolia gleichgesetzt werden, da es sich bei dieser um eine komplexe Hybride handelt, die seit dem 16. Jahrhundert in Holland gezüchtet und von dort exportiert wurde.

Eine große Bedeutung erlangte - in vieler Hinsicht - die Rose im antiken Rom.

Durch griechische Siedler gelangten die Rosen nach Rom, Nordafrika, Spanien und Sizilien. Die Römer kultivierten Rosen in größerem Umfang in Paestum, 40 km südlich von Neapel, in Praeneste (heute Palestrina), 30 km südöstlich von Rom, sowie in der Ebene von Leporia.

PLINIUS DER ÄLTERE (23 - 79 n. Chr.) hat in seiner *Naturalis historiae* die zu seiner Zeit bekannten Rosen mit wenigen Ausnahmen beschrieben. Der Philosoph SENECA (3 v. Chr. - 65 n. Chr.) schildert in einem seiner Werke damals übliche Kultivierungsverfahren, um den Rosenertrag zu steigern.

Rosen wurden von den Römern nicht nur als Gartenzierde sondern zu verschiedensten Feierlichkeiten und festlichen Anlässen gebraucht. Der von 54 n. Chr. - 68 n. Chr. regierende, für seine verschwenderischen Orgien bekannte NERO scheute weder Kosten noch Mühen, seinen Festen mit gigantischen Mengen Rosen eine besondere Note zu verleihen. Er liebte es, während seiner Gastmähler von der Decke Rosenblüten auf seine Gäste herabregnen zu lassen, bisweilen in solchen Mengen, daß einzelne Gäste unter der duftenden Pracht erstickten.

Ursprünglich galten im antiken Rom die Rosen als ein Zeichen des Triumphes. Der Rosenkranz gebührte, mehr noch als der Lorbeerkranz, dem Schlachtensieger. Wenn die siegreichen Galeeren in den Hafen einliefen, war ihr Bug mit Rosengirlanden dekoriert. Bei den Triumphzügen bekundete man seine Begeisterung mit einem endlosen Rosenregen, der von allen Häusern auf die heimkehrenden Legionäre herabfiel.

Wie bei den Griechen war auch bei den Römern die Rose der Göttin der Liebe und dem Gott des Weines gewidmet. Rosen, Wein und Frauen gehörten nach Auffassung dieser Völker zusammen. Zum Kranz gebunden legte man Rosen vor die Tür der Geliebten, um das Haus als einen Tempel zu ehren. Wurde der Rosenkranz ins Haus geholt, so bedeutete dies ein Ja der Dame. Bei Trinkgelagen trugen die Zecher Rosengebinde auf dem Kopf, weil sie glaubten, dadurch trinkfester zu werden. Auch soll es bei manchen Feiern üblich gewesen sein, Rosenpetalen zur Geschmacksverfeinerung in den Wein zu geben.

Die Rose galt den Römern außerdem als ein Symbol der Verschwiegenheit, weil die Rose mit ihren zahlreichen Blütenblättern das Innere verschließt wie die Lippen den Mund. Es war üblich, in Speisesälen oder an geheimen Orten eine Rose unter die Decke zu hängen, um die Anwesenden zur Verschwiegenheit zu verpflichten. Alle Gespräche, die unter der Rose *(sub rosa)* geführt wurden, galten als vertraulich oder geheim. Die Gepflogenheit, Gespräche *sub rosa* zu führen, war in Europa noch bis weit ins Mittelalter hinein üblich.

Die Rosen sollten auch an die Vergänglichkeit des Lebens erinnern. Das Fest der Rosalia fiel in den Mai oder Juni, also in die Zeit der Rosenblüte. Man schmückte die Gräber mit Rosen, um die Toten zu ehren und um ihnen Trost zu spenden. Diese Sitte lebt am Pfingstsonntag in Italien fort (domenica rosata).

Mit dem Niedergang des römischen Reiches verlor die Rose für viele Jahrhunderte ihre Bedeutung als Zierpflanze und Kultobjekt. Erst zur Zeit KARLS DES GROSSEN (742 - 814) fand die Rose wieder stärkere Beachtung. In seinem Capitulare de villis, einer Landgüterordnung, befahl KARL, in jedem Hofgut das gleiche Apothekergärtchen anzulegen und eine Reihe von Kräutern und Pflanzen zu kultivieren. Zu den ausgewählten Pflanzen gehörten die Rose, die Lilie, Liebstöckl, Hauswurz, Möhre, Salbei, Rosmarin und viele andere.

HILDEGARD VON BINGEN (1098 - 1179), die sich intensiv mit den Heilkräften von Pflanzen, Tieren und Mineralien beschäftigte, widmete in ihrer *Physika* der Rose ein eigenes Kapitel und beschrieb ihre wohltuende Wirkung bei seelischen und körperlichen Störungen und Leiden.

Mit der zunehmenden Marienverehrung im 11. Jahrhundert erlebte die Rose als religiöser Symbolträger eine langanhaltende Renaissance. Während die rote Rose ursprünglich Sinnbild des Blutes war, das der Gekreuzigte vergossen hatte, wurde die Rose als Königin der Blumen zum Symbol der Himmelskönigin Maria und ihrer Jungfräulichkeit. Maria wurde als Rose ohne Dornen, als Rose im Himmelstau, als blühendes Rosenreis, als Rosengarten usw. bezeichnet. Nur Jungfrauen war im Mittelalter das Tragen von Rosenkränzlein gestattet; die Madonna wurde gern im Rosenhag dargestellt; so in dem berühmten Werk von MARTIN SCHONGAUER, das sich im Münster Sankt Martin in Colmar befindet.

Seit dem 11. Jahrhundert hat die Hochschätzung der Rose auch in der Architektur ihren Niederschlag gefunden. Ausgehend von Frankreich wurden in den großen gotischen Kathedralen die Fenster mit farbigen stilisierten Rosetten geschmückt. Eindrucksvolle Beispiele solcher Fensterrosen, die durch das unterschiedliche Spiel des Lichts den Besucher in den Bann schlagen, finden sich in Amiens, Paris (Notre Dame), Reims, Chartre, Straßburg, Canterbury und andernorts.

Von Frankreich ging Mitte des 13. Jahrhunderts ein weiterer wichtiger Impuls für die Verbreitung der Rose als kulturelles Symbol aus. Etwa um 1236 erschien der Rosenroman *Roman de la Rose*, ein allegorischer Versroman von GUILLAUME DE LORRIS (ca. 1205 - 1240), der die ersten viertausend Verse schrieb und von JEAN DE MEUN (ca. 1250 - 1305), der weitere 18.000 Verszeilen hinzufügte. Im Mittelpunkt des Werks steht die Liebe des Dichters zu einer jungen Frau, die sinnbildlich von einer Rose verkörpert wird. Um die Geliebte zu gewinnen, muß der Jüngling viele innere und äußere Hindernisse überwinden, wie z. B. Angst, Scham, Eifersucht, Verleumdung usw. Erst mit Hilfe der Venus gelingt es ihm schließlich, die Rose zu pflücken und die ersehnte Jungfrau für sich zu gewinnen.

Im 15. Jahrhundert erlangte die Rose in England im Verlaufe kriegerischer Auseinandersetzungen legendäre Berühmtheit. Die Kämpfe zwischen den englischen Herrscherhäusern Lancaster und York gingen deshalb unter dem Namen Rosenkriege in die Geschichte ein, weil das Emblem des Hauses York eine weiße Rose, das Zeichen des Hauses Lancaster eine rote Rose war. Der dreißigjährige Bürgerkrieg (1455 - 1485), der mit extremer Grausamkeit geführt wurde, endete damit, daß HEINRICH TUDOR, der mit dem Hause Lancaster verwandt war, im Jahre 1486 ELISABETH VON YORK heiratete. Als HEINRICH VII. (1485 - 1509) vereinigte er die Machtansprüche beider Häuser und verschmolz symbolisch die beiden Wappenrosen zur Tudor-Rose, indem er die kleinere weiße auf die größere rote Rose legte. Diese Tudor-Rose ist auch heute noch das Abzeichen des englischen Königshauses, das *Badge of England*.

Etwa seit Ende des 15. Jahrhunderts erschienen in verschiedenen europäischen Ländern Kräuterbücher, in denen die häufigsten Nutz- und Zierpflanzen entsprechend dem Wissensstand der Zeit dargestellt wurden. Die Verfasser dieser Werke werden heute als Väter der Botanik bezeichnet, obwohl sie nicht selten Apotheker, bisweilen auch Ärzte waren. Bekannt geworden sind u. a. die Werke von OTTO BRUNFELS (1488 - 1534), LEONHARD FUCHS (1501 - 1566), HIERONYMUS BOCK (1498 - 1554), JAKOB THEODOR (TABERNAEMONTANUS) (1520 - 1590), ADAM LONITZER (LONICERUS) (1528 - 1586), JOHN PARKINSON (1569 - 1629) und BASILIUS BESLER (1589 - 1629).

PARKINSON, ein Londoner Apotheker, beschreibt in seinem Werk *Paradisus terrestris* ausführlich 24 Rosensorten und liefert damit die umfassendste Zusammenstellung seiner Zeit. BESLERS *Hortus Eystettensis* zeichnet sich besonders durch seine eindrucksvollen und naturgetreuen Pflanzenabbildungen aus.

Ungewöhnlich präzise Pflanzen- und Rosendarstellungen schuf im 17. Jahrhundert die Kupferstecherin MARIA SIBYLLA MERIAN (1647 - 1717). Ihre Rosendarstellungen geben nicht nur einen Überblick über die gängigen Sorten ihrer Zeit, sie zeigen daneben auch Raupen und andere Insekten, die sich die Rosen als Lieblingsnahrung erwählt haben. In ihrem *Neuen Blumenbuch*, das 1680 erschien und 36 kolorierte Tafeln beinhaltet, ist neben kunstvollen Blumenbuketts auch ein Stengel mit einer Rosa hollandica abgebildet.

Mit dem Wiederaufleben des Stillebens im 16. und 17. Jahrhundert fand die Rose als zentrales Bildmotiv Eingang in die Darstellungen zahlreicher bedeutender europäischer Maler. Ein frühes und bedeutendes Werk dieses Genres, das um 1606 entstand, stammt von JAN BRUEGHEL D. Ä., dem Blumenbrueghel (1568 - 1625). Das Bild, das die Bezeichnung *Blumenstrauß in Tonvase* trägt, bietet eine preziöse florale Enzyklopädie verschiedenster bekannter Blumensorten. Der Strauß soll in seiner Vielfalt und Farbenpracht nicht nur das botanische Interesse wecken, sondern auch den Schönheitssinn des Betrachters anregen. Daneben bergen die Blumen in ihrer Fragilität, die besonders an den Rosenblüten sichtbar wird, auch den Hintersinn des Verblühens, der raschen Vergänglichkeit alles Irdischen. Ein entwurzeltes Zyklamenstöckchen, Münzen, Schmuck und Ringe, die um die Vase verstreut liegen, sollen den mitschwingenden Vanitasgedanken unterstreichen.

Bedeutende Blumenstilleben bzw. Rosenbilder wurden in den nachfolgenden Jahrzehnten von AMBROSIUS BOSSCHAERT D. Ä., JACQUES LINARD, JAN DAVIDSZ DE HEEM, ROELANDT SAVERY, GERARD VAN SPAENDONCK u. a. geschaffen. VAN SPAENDONCK war der Lehrer von PIERRE-JOSEPH REDOUTÉ, der später als *Raffael der Rosen* Berühmtheit erlangen sollte.

PIERRE-JOSEPH REDOUTÉ (1759 - 1840) war zunächst als Theatermaler und Amateurbotaniker tätig. Durch die Protektion einflußreicher Gönner avancierte er zum offiziellen Hofmaler der Königin MARIE-ANTOINETTE und später der Kaiserin JOSÉPHINE. JOSÉPHINE war eine leidenschaftliche Rosensammlerin, und sie hatte sich von ANDRÉ DUPONT, dem besten Rosengärtner Frankreichs, einen der schönsten und größten Rosengärten der damaligen Zeit anlegen lassen. Auf Veranlassung von JOSÉPHINE malte REDOUTÉ sein größtes Werk, *Les Liliacées*, das 486 Farbtafeln enthält. Mehrere Jahre nach dem Tode JOSÉPHINES erschien das 167 Farbtafeln umfassende dreibändige Werk *Les Roses*. In dem Werk sind neben bekannten Rosensorten, wie sie in den europäischen Rosengärten des 18. Jahrhunderts zu finden waren, auch seltene Rosen aus dem Ausland abgebildet. Die Blumentafeln REDOUTÉS vermitteln durch ihre hauchzarten, oft samtig-seidigen Farbtöne einen femininen Charme, auf dem zu einem großen Teil die Popularität dieser Darstellungen beruht.

In die Dichtung und die Literatur der Neuzeit hat die Rose in vielfältigsten Darstellungsformen und im Zusammenhang mit unterschiedlichsten Themen Einzug gehalten. WILLIAM SHAKESPEARE (1564 - 1616) hat im Sonett 54 der Schönheit und dem Duft der Rose gehuldigt: „Oh, wieviel schöner scheint die Schönheit doch, / Wenn Treue sie als süße Zierde hebt! / Die holde Rose dünkt uns holder noch, / Weil süßer Duft in ihrer Blüte lebt / [...]". JOHANN WOLFGANG VON GOETHE (1749 - 1832) hat sich als Dichter wie auch als Naturforscher und Gartenfreund intensiv mit den Rosen beschäftigt. Seine sicherlich bekannteste literarische Schöpfung zum Thema Rose ist das *Heidenröslein*, das im

Volksliedton vom wilden Knaben erzählt, der das junge und morgenschöne Röslein bricht. Eine Lobeshymne auf die Rose findet sich in einer Gedichtsammlung, die den Titel *Chinesisch-Deutsche Jahres- und Tageszeiten* trägt und die etwa 1827 verfaßt worden ist:

„Als Allerschönste bist du anerkannt, / Bist Königin des Blumenreichs genannt; / Unwidersprechlich allgemeines Zeugnis; / Streitsucht verbannend, wundersam Ereignis! / Du bist es also, bist kein bloßer Schein, / In dir trifft Schaun und Glauben überein; / [...]"

Im zweiten Teil des Faust läßt GOETHE einen rosenstreuenden Chor auftreten, der mit den „Balsam versendenden Rosen" die Höllengeister des Mephisto vertreibt. Auch aus der Sicht des Botanikers hat sich GOETHE an mehreren Stellen seines Werkes über die Rosen ausgelassen. In der Schrift *Die Metamorphose der Pflanzen* (1790) hat er das Phänomen der *Durchwachsung* (Proliferation), also das Phänomen einer Pflanzenmißbildung, am Beispiel der Rose eindrucksvoll beschrieben:

„Alles, was wir bisher nur mit der Einbildungskraft und dem Verstande zu ergreifen gesucht, zeigt uns das Beispiel einer durchgewachsenen Rose auf das deutlichste. Kelch und Krone sind um die Achse geordnet und entwikkelt, anstatt aber, daß nun im Zentrum das Samenbehältnis zusammengezogen, an demselben und um dasselbe die männlichen und weiblichen Zeugungsteile geordnet sein sollten, begibt sich der Stiel halb rötlich, halb grünlich wieder in die Höhe; kleinere dunkelrote, zusammengefaltete Kronenblätter, deren einige die Spur der Antheren an sich tragen, entwickeln sich sukzessiv an demselben. Der Stiel wächst fort, schon lassen sich daran wieder Dornen sehn, die folgenden einzelnen gefärbten Blätter werden kleiner und gehen zuletzt vor unsern Augen in halb rot halb grün gefärbte Stengelblätter über, es bildet sich eine Folge von regelmäßigen Knoten, aus deren Augen abermals, obgleich unvollkommene, Rosenknöspchen zum Vorschein kommen."

Ende des 19. Jahrhunderts hat OSCAR WILDE (1854 - 1900) ein Liebesmotiv der arabisch-persischen Poesie wieder aufgegriffen und dichterisch neu bearbeitet. In dem Märchen *Die Nachtigall und die Rose* erzählt er von einem Vogel, der sein Herzblut opfert, um eine rote Rose zum Erblühen zu bringen. Das Märchen ist eine Hommage an die reine, selbstlose Liebe, die WILDE für die größte Kraft der Welt und höchste Form der Weisheit ansieht: „Freue dich, rief die Nachtigall, freue dich; du sollst deine rote Rose haben. Aus Gesang will ich sie im Mondlicht weben und sie mit meinem eigenen Herzblut färben. Alles, was ich von Dir zum Dank dafür verlange, ist, daß du deiner Liebe treu bleiben sollst, denn Liebe ist besser als Weisheit, auch wenn diese weise ist, und besser als Macht, auch wenn diese mächtig ist. Flammenfarben sind ihre Schwingen, und von der Farbe des Feuers ist ihr Leib. Ihre Lippen sind süß wie Honig, und ihr Atem ist wie Weihrauch."

Geduld, Gnade, Weisheit und Magie sind die tragenden Ideen in einer der schönsten und tiefgründigsten Rosengeschichten des 20. Jahrhunderts. Es ist die Rede von der Novelle *Die Rose des Paracelsus*, aus der Feder des argentinischen Schriftstellers JORGE LUIS BORGES (1899 - 1986). In der Erzählung wird Paracelsus von einem Schüler aufgesucht, der ihm eine Probe abverlangt: eine Rose in das Kaminfeuer zu werfen, zuzusehen, wie sie zu Asche wird, und sie wieder zurückzuverwandeln in Stengel, Blatt, Blüte und Duft. Paracelsus lehnt das Verlangen des Adepten ab und dieser verläßt ihn voller Hohn und Mitleid. Erst als der Meister allein ist, gelingt die Probe: „Paracelsus blieb allein. Bevor er die Lampe löschte und sich in den ermatteten Sessel niederließ, nahm er das feine Häufchen Asche in die hohle Hand und sagte mit leiser Stimme ein Wort. Die Rose erstand aufs neue."

Das Rosenthema ist im 19. und 20. Jahrhundert von zahlreichen Schriftstellern und Dichtern (HÖLDERLIN, RÜCKERT, LENAU, MÖRIKE, RILKE, BRECHT, FROST, BENN und vielen anderen) auch lyrisch bearbeitet worden. Aus der Vielzahl der literarischen Kompositionen soll hier am Ende des Streifzuges durch die Geschichte der Rose ein Gedicht des Arztes GOTTFRIED BENN (1886 - 1956) stehen, das von Traum und Wirklichkeit, von Werden und Vergehen handelt: „Wenn erst die Rosen verrinnen / aus Vasen oder vom Strauch / und ihr Entblättern beginnen, / fallen die Tränen auch. / Traum von der Stunden Dauer, / Wechsel und Wiederbeginn, / Traum - vor der Tiefe der Trauer: / blättern die Rosen hin. / Wahn von der Stunden Steigen / aller ins Auferstehn, / Wahn - vor dem Fallen, dem Schweigen: / wenn die Rosen vergehn".

Literatur: BENN, BIEDERMANN, BORGES, BRAUNFELS, EÇA DE QUEIROZ, ERTZ, GAWLIK, GOETHE, GÖTZINGER, GRIMM, HILDEGARD VON BINGEN, HOMER, KINDLERS LITERATURLEXIKON, KINDLERS MALERFILEXIKON, KRÜSSMANN, KÜBLER, LONICERUS, LEXIKON DER ALTEN WELT, MARKLEY, MERIAN, MÖLK, MORGAN, PLINIUS SECUNDUS, REDOUTÉ, SHAKESPEARE, THEODORUS, WILDE.

Die Rose als Symbol

Vita rosa est
Jaco Cats
Emblemata Moralia et Aeconomica

Symbol bedeutet ursprünglich Erkennungszeichen: Zwei im Besitz von zwei Personen befindliche Bruchstücke, z. B. eines Ringes oder einer Schale, deren Bruchränder genau ineinanderpaßten, dienten zum gegenseitigen Wiedererkennen. Über das Gegenständliche hinaus, ist das Symbol in einem allgemeinen Sinn ein Zeichen, das für etwas anderes steht.

Im Symbol sind zwei Dinge so miteinander verknüpft, daß sie nicht wieder getrennt werden können: Sichtbares und Unsichtbares, Reales und Irreales.

Wie keine andere Blume hat die Rose die Menschen dazu angeregt, sie als Sinnbild für verschiedenste Dinge und Erscheinungen zu verwenden.

Im antiken Rom galt - wie schon erwähnt - die Rose als ein Sinnbild des Sieges, des Wohlstands und der Freude. Während der Gastmähler war es üblich, die Tische mit Rosenblüten und die Gäste mit Rosenkränzen zu schmücken. Reiche Römer pflegten auf Betten zu ruhen, die mit Rosenblüten ausgestopft waren. Die Redensarten „auf Rosen gebettet sein" oder „auf lauter Rosen sitzen" erinnern an diese Gepflogenheit und dienen der bildlichen Umschreibung eines sehr glücklichen Zustandes.

Weil die Rose ihr Innerstes durch Blüten verhüllt, galt sie schon in der griechischen Mythologie als Zeichen der Verschwiegenheit. Winckelmann (1717 - 1768) überlieferte im 18. Jahrhundert ein Epigramm, wonach das Venuskind Eros dem Gott des Schweigens Harpokrates eine Rose schenkt, damit dieser über das Treiben seiner Mutter Stillschweigen bewahre: „Rose, Blume der Venus, dich gab dem Harpokrates Eros, / Daß im Verborgenen bleib, was die Mutter gefehlt."

Die Wendung „sub rosa" („unter dem Siegel der Verschwiegenheit") soll auf ein Ereignis der antiken Kriegsgeschichte zurückgehen. Nach der Niederlage der Griechen im Landkrieg gegen Xerxes (480 v. Chr.) trafen sich deren Führer in einer Rosenlaube nahe dem Minervatempel. Dort beschlossen sie in einer geheimen Absprache einen Überraschungsangriff auf See, der zu einem großen Erfolg führte.

Die Redewendung „unter der Rose gesagt (geredet)" taucht im 16. und 17. Jahrhundert in verschiedenen Formulierungen immer wieder auf. Bei dem Prediger

GEILER VON KAISERSBERG heißt es um 1500 „unter den rosn kosn" und von einem Tegernseer Mönch des 15. Jahrhunderts stammen folgende Verse: „Quidquid sub rosa fatur / repetitio nulla sequatur. / Sint vera vel ficta, / sub rosa tacita dicta."

Wegen der Schönheit ihrer Farben und Formen und ihres angenehmen Duftes wurden die Rosen von jeher mit der Liebe und der Weiblichkeit in Verbindung gebracht. In der Liebes- und Blumensprache fast aller Kulturvölker nimmt die Rose eine hohe Stellung ein. Rote Rosen gelten als Sinnbild des Blutes, der glutvollen Liebe, weiße Rosen als Symbol der Reinheit und schmachtenden Liebe und gelbe als Sinnbild der Eifersucht. Zahlreiche Liebes- und Zauberorakel vergangener Zeiten zeugen von der Bedeutung der Rose als Sinnbild der Liebe und der Frau: Eine im Herbst blühende rote Rose bedeutet Hochzeit, Durchwachsungen (Proliferationen) bedeuten, daß im nächsten Jahr eine Frau im Hause ist. Eine baldige Verlobung steht bevor, wenn im Garten drei Rosen an einem Stil blühen. Die Mädchen werfen Rosenblätter in den Bach; wenn sie aufeinander zuschwimmen, gibt es Hochzeit. Man mischt weiße und rote Rosen untereinander, nach diesen greifen die Mädchen mit verbundenen Augen; erwischt ein Mädchen dabei eine weiße Rose, so ist es noch unschuldig, wenn eine rote Rose, nicht mehr. Nach einem angelsächsischen Aberglauben reicht man der Schwangeren eine Lilie und eine Rose. Nimmt sie die Lilie, wird sie einem Knaben, nimmt sie die Rose, einem Mädchen das Leben schenken.

Rosen und junge Mädchen werden im Volksmund und Sprichwort oft sinnbildlich miteinander verknüpft: „Die reinste Rose, die in Dornen fällt, ritzt ihr Blatt", (die Gemeinschaft mit dem Gemeinen schädigt das reinste Mädchen). „Keine Rose ist so schön, die nicht zuletzt eine Hagebutte würde" (jedes noch so schöne Mädchen wird einmal dick und häßlich). „Die Rose ist zu früh gepflückt" (das Mädchen hat ihre Unschuld zu früh verloren).

Bisweilen wurden Rosen auch mit anrüchigen Liebesdingen in Verbindung gebracht. In mittelalterlichen Städten wurden die Straßen, in denen die Freudenmädchen oder öffentlichen Dirnen wohnten, häufig als „Rosengasse" oder als „Rosenwinkel" bezeichnet. Die Besucher dieser Orte nannte man „Rosengäßler".

Da die Schönheit und Blüte der Rose nur kurze Zeit währt, galt sie immer auch als ein Symbol der Vergänglichkeit. Die weiße Rose ist in vielen Sagen und Legenden ein Todessymbol, und weiße Rosen werden als Grabschmuck verwendet. Der Begriff „Rosengarten" wurde früher bisweilen als ein Synonym für Friedhof gebraucht. Die Fragilität und Hinfälligkeit des Irdischen findet ihren Niederschlag in zahlreichen Sprichwörtern, in denen die Rose im Mittelpunkt steht: „Die schönsten Rosen welken zuerst." „Eine Rose verwelkt so gut wie eine Kornblume." „Eine verblühte Rose erblüht nicht wieder" etc.

Durch ihre Kugelgestalt, die den Anfang und das Ende miteinander vereint, wurde die Rose auch zum Zeichen der ewigen Wiederkehr und der Unsterblichkeit. Abbildungen, die Rosen im Kreis des Uroboros zeigen, sollen diesen Aspekt unterstreichen.

In der Alchemie gelten die weiße und rote Rose als Vertreter der beiden Urprinzipien Sulphur und Mercurius, und eine Rose mit sieben Ringen von Blütenblättern weist auf die sieben Metalle und ihre Entsprechungen in Form der Planeten hin.

Große Beachtung schenkt auch die freimaurerische Symbolik der Rose. Bei der Beerdigung eines Bundesbruders werden ihm drei Rosen ins Gab gelegt: Die „drei Johannisrosen" werden als Licht, Liebe und Leben gedeutet. Freimaurerisches und rosenkreuzerisches Gedankengut offenbart sich auch in der Dichtung *Die Geheimnisse*, von J. W. GOETHE, die von einem mit Rosen umwundenen Kreuz erzählt: „Doch von ganz neuem Sinn wird er durchdrungen, / Wie sich das Bild ihm hier vor Augen stellt: / Es steht das Kreuz mit Rosen dicht umschlungen. / Wer hat dem Kreuze Rosen zugesellt? / Es schwillt der Kranz, um recht von allen Seiten / Das schroffe Holz mit Weichheit zu begleiten. / Und leichte Silber-Himmelswolken schweben, / mit Kreuz und Rosen sich empor zu schwingen. / Und aus der Mitte quillt ein heilig Leben / Dreifacher Strahlen, die aus einem Punkte dringen; / Von keinen Worten ist das Bild umgeben, / Die dem Geheimnis Sinn und Klarheit bringen. / [...]"

Literatur: BÄCHTOLD-STÄUBLI, BIEDERMANN, BRUGGER, CATS, FRÖHLICH, GEBELEIN, GOETHE, HÜGLI, KRÜSSMANN, KÜBLER, MARKLEY, RÖHRICH, SOMMER, WANDER.

Die Rose in der Medizin

Betrachtet beispielsweise die Rose oder Lilie. Zu welchem Zweck hat Gott ihnen ihre Form gegeben? Und allen anderen Dingen ebenso. Er hat den Arzt geschaffen und läßt ihm die Medikamente aus der Erde wachsen, und zwar in einer Weise, daß er die Anatomie dieser Erdgewächse erkennt. Dann soll sich der Arzt den Krankheitsanatomien zuwenden. Er wird dann eine Übereinstimmung von Krankheiten und Heilmitteln finden und erkennen, welche zueinander gehören. Aus der Parallelität dieser beiden Anatomien erwächst der Arzt, ohne sie ist er nichts ..... Wer die Anatomie der Rosenkrankheiten kennt, der freue sich, wenn er Rosen sieht, daß ihm Gott solch ein Heilmittel zur Verfügung stellt, das einen so freudigen Anblick und so freudig Trost und Hilfe spendet.

PARACELSUS

Opus Paramirum

Die Rose war als Heilmittel zu allen Zeiten in Gebrauch. In den hippokratischen Schriften werden drei Rosenarten erwähnt, die u. a. bei Frauenkrankheiten, bei Geschwüren des Uterus, bei Blutflüssen und in Form von Kataplasmen und Salben zur Wundbehandlung verwendet wurden.

DIOSKURIDES (1. Jahrhundert n. Chr.) schrieb den Rosen kühlende und adstringierende Wirkungen zu. Er empfiehlt Abkochungen von Rosenblättern in Wein gegen Kopfschmerzen sowie gegen Augen-, Ohren-, Zahnfleisch-, After- und Gebärmutterschmerzen und gibt genaue Anweisungen zur Herstellung eines Rosenöls aus trockenen Rosen, Öl und anderen Drogen, sowie von Rosenpastillen aus welk gewordenen Rosen, indischer Narde und Myrrhe. Für das Rosenöl nennt er folgende Heilanzeigen: Geschwüre, Schorf und Ausschlag, Kopfschmerzen (Umschlag), Zahnschmerzen (Spülungen), Verhärtungen der Augenlider, Reizungen der Eingeweide und der Gebärmutter.

PLINIUS D. Ä. (23 - 79 n. Chr.) widmet in seiner *Naturkunde* der therapeutischen Anwendung der Rose ein eigenes Kapitel und schildert zahlreiche Zubereitungsformen, wie Rosenwein, Rosenessig, Rosensaft, Rosenhonig, rosenhaltige Streupuder, Kataplasmen, Salben, usw.

Als Indikationen führt er u. a. an: Gebärmuttererkrankungen und Ruhr, Ohren-, Zahnfleisch-, Mandelkrankheiten, Mundgeschwüre, Erkrankungen des Magens, Erkrankungen am Gesäß, Kopfschmerzen, Fieber, Schlaflosigkeit, Übelkeit, Tränen der Augen, Weißfluß der Frauen, Blutauswurf, Zahn- und Magenschmerzen, Wundrose, Durchfall und Blutung, Schweißausbrüche und Haarausfall.

HILDEGARD VON BINGEN (1098 - 1179) bezeichnete die Rose als „kalte Arznei". Sie rät zu ihrer Anwendung bei Augenleiden (Triefen der Augen) und bei Geschwüren am Körper.

Besonders interessant ist, daß sie der Rose auch beruhigende und krampflösende Wirkungen beimißt: „Und wer jähzornig ist, der nehme die Rose und weniger Salbei und zerreibe es zu Pulver. Und in jener Stunde, wenn der Zorn ihm aufsteigt, halte er es an seine Nase. Denn der Salbei tröstet, die Rose erfreut. Die Rose werde genommen und zur Hälfte davon Salbei unter Beigabe von frischem Fett, das zerlassen ist. Und (dies) soll gleichzeitig in Wasser gekocht werden, damit daraus eine Salbe werde, und wo der Mensch vom Krampf oder von Lähmung geplagt wird, dort soll er mit der Salbe gesalbt werden, und es wird ihm besser gehen."

Die Verfasser der Kräuterbücher des 16. und 17. Jahrhunderts übernahmen weitgehend die Beschreibungen und Indikationen der antiken und mittelalterlichen Autoren und kompilierten diese mit dem Wissen der Erfahrungen ihrer Zeit zu teilweise voluminösen Nachschlagewerken. So umfaßt z. B. das *Neu vollkommen Kräuter-Buch* von JACOB THEODOR (TABERNAEMONTANUS) (1520 - 1590), das 1731 in mehrfach überarbeiteter Auflage erschienen ist, mehr als 1600 Seiten. In dem Werk sind elf Rosen dargestellt, und zwar Rosa alba, Rosa gallica (als Rosa rubra), Rosa provincialis (major), Rosa provincialis minor (Rosa gallica parvifolia?), Rosa sine spinis (Rosa francofurtana?), Rosa moschata (alba und alba multiplex), Rosa lutea, Rosa rubiginosa (Eglenteria), Rosa canina (Rosa sylvestris) und Rosa spinonissima (Rosa arvina). Die therapeutischen Kapitel sind jeweils nach den Zubereitungsformen untergliedert. Im einzelnen unterscheidet der Verfasser folgende Arzneimittel aus Rosen: Rosensamen (gedörrt und gestoßen), Rosenknöpflein (in Wasser gesotten), Rosenschwamm, Rosenwasser, Rosensaft, Rosensirup, Rosenlatwerge, Rosenzucker, Rosenhonig, Rosenwein, Rosenessig, Rosenöl, Rosensalbe, Hagebuttenlatwerge usw. Die angeführten Heilanzeigen ähneln größtenteils den schon genannten, tradierten Angaben früherer Ärzte, bisweilen finden sich aber auch differenziertere Hinweise, z. B. zur Konstitution des Kranken oder zu möglichen Nebenwirkungen. Zwei Beispiele aus dem Originaltext mögen dies verdeutlichen: „Dieser Wein (Rosenwein) ist sehr nutz im Sommer / er kühlet das Hertz und innerliche Glieder / verhütet alle Fäulnuß / ist sonderlich gut den Cholerischen / stillet die Bauchflüß / stärcket das Gedärm: stillet das Bluten des Zahnfleischs / bringet einen lieblichen Athem [...] Diese Syrup (Rosensirup) haben ein Natur und Krafft zu eröffnen / zu reinigen / und das gelb Gewässer wie auch die Gallen durch den

Stulgang auszuführen: Daher er auch under die Medicamenta cholagoga gerechnet wird. Ist fürnemlich gut zu der verstopfften Leber / hülft wider die Gelbsucht / wider die anfangende Wassersucht / und die langwierige Fieber: Aber schwangere Weiber sollen sich dafür hüten / dann er gemeiniglich das Geäder eröffnet."

Im 16., 17. und 18. Jahrhundert wurden zahlreiche Rosenpräparate in den Apotheken vorrätig gehalten. Die Württemberger Pharmakopöe (1741) verzeichnet u. a. folgende Zubereitungen: Flores Rosarum albarum (weiße Rosen) gegen Augenentzündungen und als Spezifikum bei Fluor albus; Flores R. pallidarum (bleiche Rosen, Ulmer Rosen) als Laxans, bei Gallenleiden und Wassersucht; Flores R. rubrarum (rote Rosen, Zuckerrosen) als Adstringens, Roborans, Analepticum, Cordiale; Flores R. finarum (feine Rosen, Knopfrosen, Essigrosen) als Adstringens und zur Bereitung der Tinktur und des Rosenessigs; Cynosbata (Hagenbutten, Huefften) als Diureticum und Aperitivum, gegen Sodbrennen; Semen cynosbati (Hagenbuttensamen) gegen Steinleiden. Weiterhin Acetum rosatum, Aqua R. (aus frischen Blüten), Conserva R. rubrarum, pallidarum, vitriolata, Diacrydium rosatum, Mel rosatum simplex und solutivum, Muccharum R., Oleum R. coctum, Saccharum rosat. tabulat., Spiritus R. per Fermentatione und cum Vino, Syrupus R. siccarum, simplex und solutivus, Tinctura R., Unguentum rosatum und simplex. In der zugehörigen Arzneitaxe steht auch Oleum destillatum R., das wohl nicht selbst zubereitet, sondern aus dem Handel bezogen wurde.

Im 19. Jahrhundert ging der arzneiliche Gebrauch der Rosen deutlich zurück. Um 1870 (DAB 1) waren noch folgende Arzneimittel aus Rosen offizinell: Aqua R. (zu Augenwässern, kosmetischen Waschungen), Flores R. (als mildes Adstringens und Streupuder bei Wundsein der Kinder), Mel rosatum (in der Kinderheilkunde gegen Schwämmchen und bei Durchfall), Oleum R. (besonders für Parfümeriezwecke) sowie Unguentum rosatum (aus Schweineschmalz, Wachs und Rosenwasser).

In der ‚Real-Encyclopädie der gesamten Heilkunde' von A. EULENBURG (1899) werden lediglich noch Rosenhonig (als Zusatz zu Mund- und Gurgelwässern) sowie Rosenöl (zur Herstellung von Rosenwasser, sowie als wohlriechender Zusatz zu Salben, Haarölen und Waschwässern) erwähnt.

MADAUS handelt in seinem Lehrbuch der biologischen Heilmittel (1938) neben der Rosa canina (Hundsrose) auch die Rosa centifolia (Gartenrose) und die Rosa damascena (Monatsrose) ab. Aufgrund der ihm vorliegenden Literatur und einer Rundfrage an praktische Ärzte kommt er zu dem Ergebnis, daß die beiden letztgenannten in der Heilkunde nur noch sehr selten gebraucht werden. Im einzelnen beschreibt er folgende Anwendungen: „Flores Rosae (Flores Rosarum) werden zu innerlich zu nehmenden, leicht adstringierenden Species zugesetzt, äußerlich zu Gurgel- und Waschwässern angewandt. Das Aqua Rosae, ein Destillat aus den frischen Blättern, dient äußerlich als Bestandteil frischer kosmetischer Waschwässer, das Extraktum Rosae fluidum äußerlich zu Mund- und Zahnwässern, das Oleum Rosae als Geruchskorrigens und zu Mundwässern. Der Rosensirup, der Sirupus Rosae, wird in Dosen von 2 - 4 ccm als Korrigens zu innerlich zu nehmenden Mitteln gegeben [...] Als leichtes Adstringens werden die Rosenblätter auch gelegentlich bei Diarrhoe und Hämoptoe gebraucht. Umschläge mit Rosenwasser werden als wunderbar beruhigend für Herz und Nerven empfohlen. Bei Gesichtsrose sollen trockene Auflagen der Blüten und bei Erkrankungen der Mundhöhle wie Stomakake, ‚Schwämmchen' der Kinder, Spülungen mit der Abkochung helfen".

In der Homöopathie hat die Rose bisher nur eine sehr untergeordnete Rolle gespielt. HAHNEMANN (1755 - 1843) führt in seinem *Apotheker-Lexikon* (1793) zahlreiche, zu seiner Zeit bekannte Rosen und verschiedene Anwendungsformen der Rose (Attar, Rosensirup etc.) an. Seine kurzen Ausführungen zum Rosenöl und Rosenschwamm weisen ihn als guten Kenner der Materie und eigenständigen Denker aus. Kritisch geht er mit den tradierten Heilanzeigen des Rosen- bzw. Hagebuttenschwamms ins Gericht: „Der amuletische veraltete Gebrauch dieses Auswuchses zur Erregung des Schlafs und gegen die Goldaderknoten ist lächerlich, und seine Kraft gegen den Biß des tollen Hundes und der Schlangen (innerlich und äußerlich gebraucht) unwahrscheinlich [...] Man hat ihn auch in anhal-tenden Fiebern, im Scharbock und in Blutflüssen, vorzüglich aber in den Fehlern der Harnwege gerühmt."

Im *Organon der Heilkunst* erwähnt er in einer Fußnote im Zusammenhang mit den Idiosynkrasien (§ 117) die ohnmachterzeugende Wirkung von Rosen bzw. die kreislaufanregende Wirkung von Rosenwasser und Rosenessig: „Einige wenige Personen können vom Geruch der Rosen in Ohnmacht fallen, und vom Genusse der Miesmuscheln, der Krebse [...] usw. in mancherlei andre krankhafte, zuweilen gefährliche Zustände gerathen. [...] So half die Prinzessin Maria Porphyrogeneta ihrem an Ohnmachten leidenden Bruder, dem Kaiser Alexius, durch Besspritzung mit Rosenwasser. [...] und Horstius sah den Rosenessig bei Ohnmachten sehr hülfreich."

In den großen homöopathischen Arzneimittellehren des 19. Jahrhunderts (z. B. bei ALLEN) finden sich keine Prüfungssymptome bzw. Arzneibilder der Rose. Lediglich FARRINGTON liefert in seiner *Klinischen Arzneimittellehre* unter Berufung auf JEANS einen Hinweis auf die Rosa damascena. Diese soll zu Beginn eines Heufiebers nützlich sein, wenn die Eustachische Trompete affiziert ist und etwas Schwerhörigkeit und Ohrenklingen vorhanden sind. Die Indikation wird in späteren Arzneimittellehren, so bei CLARKE und VOISIN fortgeschrieben. VOISIN erwähnt schließlich auch noch Rosa canina mit folgenden Indikationen: Rote, makulöse oder papulöse Effloreszenzen mit starkem Juckreiz. Jucken der Nase mit Niesen.

Einen festen Platz nimmt die Heckenrose (Rosa canina, Wild Rose) in dem von E. BACH (1886 - 1936) inaugurierten System der Blütentherapie ein. Es handelt sich hierbei um eine Behandlungsmethode, die mit 38 verschiedenen, hauptsächlich aus Blüten hergestellten Essenzen arbeitet. Bei der Verordnung dieser Blütenmittel werden vornehmlich die Gemütslage und die Persönlichkeit des Patienten berücksichtigt. Für Wild Rose werden folgende Symptome bzw. Persönlichkeitsmerkmale postuliert: Unglückliche Menschen, die innerlich kapituliert haben und sich treiben lassen, ohne die geringste Anstrengung zu unternehmen, irgend etwas an ihrer Situation zu ändern. Patienten, die antriebslos, energielos und ständig müde sind. Menschen, die an bestimmten Lebenssituationen leiden bzw. durch solche Situationen krank werden (unbefriedigender Beruf, unglückliche Ehe, materielle Sorgen usw.).

Etwas größere Beachtung hat die Rose in der Aromatherapie gefunden. Obwohl diese Therapieform schon sehr alt ist, wurde der Begriff erst 1937 von GATTEFOSSÉ durch ein Werk gleichen Namens bekannt gemacht. GATTEFOSSÉ betrachtete die Aromatherapie als eine konventionelle Form der Therapie, wobei ätherische Öle aufgrund ihrer bekannten Wirkungen vorwiegend dazu benutzt werden sollten, Krankheiten zu behandeln. Durch spätere Publikationen von VALET, TISSERAND u. a. wurde der ursprünglich rein medizinische Ansatz erweitert, trivialisiert und teilweise esoterisch überfrachtet.

In einem populären Nachschlagewerk der Aromatherapie von FISCHER-RIZZI werden der Rose (R. damascena, R. centifolia, R. gallica) u. a. folgende Wirkungen zugeschrieben: antiseptisch, tonisierend, kühlend, krampflösend, menstruationsfördernd, wundheilend, harmonisierend, adstringierend und reinigend. Weiterhin soll die Rose nach Ansicht der Autorin den feinstofflichen Körper und das Herzchakra stärken und Liebe und Geduld lehren. [...] Als Anwendungsbereiche werden zahlreiche körperliche Beschwerden und Krankheiten (Herpes simplex, Gürtelrose, Ekzeme, Wunden, nervöse Herzbeschwerden, Kopfschmerzen, Scheidenkatarrh etc.) und geistig-seelische Störungen (Kummer, Enttäuschung, Traurigkeit, Wochenbettdepression) genannt.

Literatur: ALLEN, BACH, BURGER/WACHTER, CLARKE, DIERBACH, EULENBURG, FARRINGTON, FISCHER-RIZZI, HAHNEMANN, HILDEGARD VON BINGEN, HIPPOKRATES, KRÜSSMANN, KÜBLER, LONICERUS, MADAUS, PARACELSUS, PLINIUS SECUNDUS, SCHEFFER, SCHNAUBELT, SCHNEIDER, THEODORUS, VOISIN, WABNER.

Literaturverzeichnis

ALLEN, T.F.: *The Encyclopedia of Pure Materia Medica*, Boericke & Tafel, New York, Philadelphia 1874.

AUSTIN, D.: *English Roses*, Conran Octopus, London 1988.

BACH, E.: *Gesammelte Werke*, Aquamarin Verlag, Grafing 1994.

BÄCHTOLD-STÄUBLI, H.: *Handwörterbuch des deutschen Aberglaubens*, Walter de Gruyter, Berlin, New York 1987.

BARTHLOTT, W.: *Du Mont's große Pflanzenenzyklopädie A - Z*, Du Mont Buchverlag, Köln 1998.

BENN, G.: *Gesammelte Werke in acht Bänden*, Limes- Verlag, Wiesbaden 1960.

BORGES, J.L.: *Gesammelte Werke*, Carl Hanser Verlag, München 1982.

BRUGGER, W.: *Philosophisches Wörterbuch*, Verlag Herder, Freiburg 1976.

BRAUNFELS, W.: *Karl der Große*, Rowohlts Monographien, Rowohlt Taschenbuch Verlag GmbH, Reinbek bei Hamburg 1972.

BURGER, A., WACHTER, H.: *Hunnius Pharmazeutisches Wörterbuch*, Walter de Gruyter, Berlin 1997.

CATS, J.: zit. nach FRÖHLICH.

CLARKE, J. H.: *Dictionary of Practical Materia Medica*, dt.: *Der neue Clarke*, Band 8, Dr. Grohmann GmbH, Verlag für homöopathische Literatur, Bielefeld 1996.

DICKINSON, E.: *The Complete Poems of Emily Dickinson*, London 1970. zit. nach FRÖHLICH

DIERBACH, J. H.: *Die Arzneimittel des Hippokrates*, Hildesheim 1969.

DIETRICH, G., STÖCKER, W.: *ABC Biologie*, Verlag Harri Deutsch, Frankfurt a. M., Zürich o.J.

ECO, UMBERTO: *Der Name der Rose*, Die große, erweiterte Ausgabe, Carl Hanser Verlag, München, Wien 1987.

ERTZ, K.: *Breughel - Brueghel. Flämische Malerei um 1600*, Kulturstiftung Ruhr Essen. Luca Verlag, Lingen 1997

EULENBURG, A.: *Real-Encyclopädie der gesamten Heilkunde*, Urban & Schwarzenberg, Berlin, Wien 1899

FARRINGTON, E. A.: *Klinische Arzneimittellehre*, Verlag von Dr. Willmar Schwabe, Leipzig 1913.

FISCHER-RIZZI, S.: *Himmlische Düfte. Aromatherapie*, Heinrich Hugendubel Verlag, München 1989.

FRÖHLICH, A. M.: *Rosen. Texte aus der Weltliteratur*, Manesse Verlag, Zürich, o.J.

GAWLIK, W.: *Götter, Zauber und Arznei*, Barthel und Barthel Verlag, Schäftlarn 1994.

GEBELEIN, H.: *Alchemie*, Eugen Diederichs Verlag, München 1991.

GÖTZINGER, E.: *Reallexikon der Deutschen Altertümer*, Verlag von Waldemar Urban, Leipzig 1885.

GOETHE, J. W.: *Gedenkausgabe der Werke, Briefe und Gespräche*, Artemis Verlag, Zürich 1950.

GRIMM, C.: *Stilleben*, Belser Verlag, Stuttgart, Zürich 1997.

HAHNEMANN, S.: *Apothekerlexikon*, Leipzig 1793, unveränderter Nachdruck der Erstausgabe. Karl F. Haug Verlag, Heidelberg 1986.

HAHNEMANN, S.: *Organon der Heilkunst*, 6. Auflage (1921). Karl F. Haug Verlag, Ulm/Donau 1958

HEGI, G.: *Illustrierte Flora von Mittel-Europa*. IV. Band, 2. Hälfte, J. F. Lehmanns Verlag, München o.J.

HILDEGARD VON BINGEN: *Heilkraft der Natur - Physika*, Pattloch Verlag, Augsburg 1997.

HIPPOKRATES: *Sämtliche Werke*, Herausgegeben von R. Kapferer. Hippokrates Verlag, Marquardt & Cie, Stuttgart 1933.

HOMER: *Ilias, Odyssee*, Artemis Winkler Verlag, München 1957.

HÜGLI, A., LÜBCKE; P.: *Philosophielexikon*, Rowohlt Verlag, Reinbek bei Hamburg 1991.

KINDLERS LITERATUR LEXIKON, Zweiburgen Verlag, Weinheim 1982.

KINDLERS MALEREI LEXIKON, Kindler Verlag AG, Zürich 1968.

KROEBER, L.: *Das neuzeitliche Kräuterbuch*, Hippokrates-Verlag, Stuttgart, Leipzig 1937.

KRÜSSMANN, GERD: *Rosen, Rosen, Rosen. Unser Wissen über die Rose*, zweite Auflage. Verlag Paul Parey, Berlin und Hamburg, 1986.

KÜBLER, S.: *Blatt für Blatt die Rose*, Katalog des Rosenmuseums Steinfurth 1992.

LONICERUS, A.: *Kreuterbuch*, Matthäus Wagner, Franckfurt 1679.

LEXIKON DER ALTEN WELT, Artemis Verlag, Zürich und München 1990.

MADAUS, G.: *Lehrbuch der biologischen Heilmittel*, Band III. Georg Thieme Verlag, Leizig 1938.

MARKLEY, R.: *Die BLV Rosen-Enzyklopädie*, BLV Verlagsgesellschaft mbH, München 1997.

MERIAN, M. S.: *Neues Blumenbuch*, Nürnberg 1680, Neudruck Prestel Verlag, München, London, New York 1999.

MÖLK, U.: *Le Roman de la Rose. - Über den Rosenroman*, Rosenmuseum Steinfurth, Steinfurth 1993.

MORGAN, K. O.: *The Oxford Illustrated History of Britain*, Oxford University Press, Oxford, New York 1994.

PARACELSUS: *Sämtliche Werke*, Herausgegeben von B. Aschner, Verlag von Gustav Fischer, Jena 1926.

PLINIUS SECUNDUS, G.: *Naturkunde*, Artemis Winkler Verlag, Düsseldorf, Zürich 1998.

QUEIROZ, J. M. EÇA DE: *Die Rose*, Insel Verlag, Frankfurt a. M., Leipzig 1997.

REDOUTÉ, P.-J.: *Die Rosen*, Orbis Verlag, München 1999.

RÖHRICH, C.: *Lexikon der Sprichwörtlichen Redensarten*, Verlag Herder, Freiburg 1973.

SAUERMOST; R.: *Herder Lexikon der Biologie*, Spektrum Akademischer Verlag GmbH, Heidelberg, Berlin, Oxford 1994.

SCHEFFER, M.: *Die Bach-Blütentherapie.* in: *Ganzheitliche Medizin-Systeme*, Band I. Zentrum zur Dokumentation der Naturheilverfahren, Lüneburg 1991.

SCHNAUBELT; K.: *Ganzheitliche Aromatherapie*, Gustav Fischer, Lübeck, Stuttgart, Jena, Ulm 1997.

SCHNEIDER, W.: *Lexikon zur Arzneimittelgeschichte*, Band V/3. Govi Verlag, Frankfurt a. M. 1974.

SOMMER, VOLKER: *Rose und Eros*, Rosenmuseum Steinfurth, Steinfurth 1991.

SHAKESPEARE; W.: *Die Sonette*, Manesse Verlag, Zürich 1983.

SÜSKIND, P.: *Das Parfum*, Diogenes Verlag, Zürich 1994.

THEODORUS, J.: *Neu vollkommen Kräuter-Buch*, Johann Ludwig König, Offenbach am Mayn 1731.

VOISIN, H.: *Materia medica des homöopathischen Praktikers*, Karl F. Haug Verlag, Heidelberg 1985.

WABNER, D.: *Zum Beispiel Rosenöl*, Forum für Aromatherapie 1, 3 - 6, 1992.

WABNER, D.: *Duft des Herzens - Rosenöl*, Schriftenreihe Rosenmuseum Steinfurth, Steinfurth 1993.

WAGNER, H.: *Pharmazeutische Biologie*, Gustav Fischer Verlag, Stuttgart, New York 1988.

WANDER, K. F. W.: *Deutsches Sprichwörter-Lexikon*, Weltbild Verlag, Augsburg 1987.

WILDE; O.: *Werke in zwei Bänden*, Carl Hanser Verlag, München 1970.

Rosa X damascena Mill.

Eine homöopathische Arzneimittelselbsterfahrung im Krankenhaus für Naturheilweisen in München

von Artur Wölfel

Die Idee zur Durchführung einer HAMSE (homöopathische Arzneimittel-selbsterfahrung) entstand anläßlich der Planung einer Fest- und Fortbildungs-veranstaltung zum 80. Geburtstag von DR. WILLIBALD GAWLIK.

Das Thema lautete: „Rose - Lilie - Iris. Ein homöopathischer Blumenstrauß für DR. WILLIBALD GAWLIK."

Schon bald wurde deutlich, daß die Rose in der homöopathischen Arzneimit-tellehre kaum bekannt ist.

Prüfstubstanz

Die Herstellung der *Rosa damascena C 30, Globuli* übernahm die Deutsche Ho-möopathie-Union, Karlsruhe.

Herstellungsbeschreibung

Nach Angabe der DHU:

Die Urtinktur Rosa damascena entsteht durch Mazeration in der nachfolgen-den Weise:

Die fein zerkleinerten frischen Blütenblätter der *Rosa X damascena Mill.*[1] wer-den mit einer nach Vorschrift 3a HAB genau berechneten Menge Alkohol 86 % (g/g) versetzt und in einem geschlossenen Gefäß mindestens 10 Tage bei einer 20°C nicht übersteigenden Temperatur unter wiederholtem Schütteln stehen gelassen. Danach wird die Pflanzenmasse abgepreßt und filtriert.

Aus 3 Teilen der Urtinktur wird mit 97 Teilen Alkohol 62 Gewichtsprozent die erste Centesimalverdünnung hergestellt.

Die folgenden Centesimalpotenzierungen erfolgen jeweils unter zehnmaligem kräftigen Aufschlagen mit Alkohol von 43 Gewichtsprozent im Verhältnis 1 zu 99 bis zur C 29.

---

1) Botanische Bezeichnung mit dem Namensgeber (Phillip Miller, 1691-1771, engli-scher Gärtner und Botaniker) (ENKE/BUCHHEIM). Das X ist die Kennzeichnung, daß es sich um einen *Bastard* handelt, also um eine aus 2 verschiedenen Ausgangssorten gekreuzte Pflanze.

Für die Herstellung der *Rosa damascena C 30, Globuli* wird aus der C 29 mit mindestens 60 %igem Alkohol wiederum im Verhältnis 1 zu 99 eine Verdünnung hergestellt, verschüttelt und auf unarzneiliche Zuckerkügelchen (Globuli) der Größe 3 im Verhältnis 1 auf 100 aufgetrocknet.

Methodik der HAMSE

Richtlinie waren die Angaben von J. SHERR in seinem Buch *Die homöopathische Arzneimittelprüfung. Dynamik und Methode.* Die Anleitungen für die Prüfenden und Supervisoren wurden daraus unter Angabe der Quelle vervielfältigt und den Teilnehmern ausgehändigt.

Probanden und Prüfungsablauf

Die Probanden waren ausschließlich nichtärztliche Mitarbeiter aus unterschiedlichen Arbeitsbereichen des Krankenhauses für Naturheilweisen (Pflege, Verwaltung, physikalische Therapie, Diagnostik). Sie waren alle in unterschiedlichem Ausmaß mit der Methodik der Homöopathie vertraut, selbst aber keine praktizierenden Homöopathen.

Jedem Probanden war ein homöopathischer Arzt als Supervisor zugeordnet. Aus organisatorischen Gründen betreute jeder Supervisor 2 Probanden.

Die Identität der verwendeten Substanz war nur dem Prüfungsleiter bekannt. Weder die Teilnehmer an der homöopathischen Arzneimittelselbsterfahrung, noch die Supervisoren wußten, um welche Substanz es sich handelte. Alle Teilnehmer einschließlich der Supervisoren erklärten sich bereit, sich hinsichtlich der eventuell auftretenden Phänomene untereinander nicht auszutauschen.

Auf Kaffeegenuß und die Einnahme von ätherischen Ölen mußte während der Vorlauf- und Beobachtungsphase verzichtet werden.

Drei der insgesamt 12 Probanden erkrankten im Verlauf der Beobachtungsphase an einem fieberhaften Infekt der oberen Luftwege, zwei davon mit Arbeitsunfähigkeit.

Proband 3 nahm am 9. Tag Antipyretika ein.

Proband 11 benötigte am 18. und 19. Tag Paracetamol wegen Kopfschmerzen und Zerschlagenheitsgefühl. Am 21. Tag inhalierte er mit ätherischen Ölen.

Begonnen wurde die Arzneimittelselbsterfahrung mit der Erhebung einer homöopathischen Anamnese der Probanden durch den ihnen zugeteilten Supervisor.

In getrennten Tagebüchern sollten alle im Beobachtungszeitraum auftretenden Phänomene notiert werden. Der Kontakt zwischen Supervisor und Proband war in der Anfangsphase täglich und konnte in der Endphase auf 2 - 3 mal pro Woche reduziert werden. Zusätzlich zur Erstanamnese wurden in einer Vorbeobachtungsphase über 7 Tage die Befindlichkeiten und die aktuellen Symptome der Probanden dokumentiert.

Die eigentliche Prüfung begann nach einer Woche. An maximal zwei aufeinanderfolgenden Tagen wurden bis 3x täglich 2 Globuli der Prüfarznei eingenommen. Beim Auftreten wesentlich neuer Symptome oder einer deutlichen Befindensänderung erfolgte keine weitere Einnahme.

Die Klassifizierung der Symptome in den Prüfungsprotokollen erfolgte entsprechend der *Anleitungen für die Prüfenden* von J. Sherr:

- (RS): recent symptom, ein Symptom unter dem sie jetzt leiden oder an dem sie im letzten Jahr gelitten haben.
- (NS): new symptom, ein neues Symptom.
- (OS): old symptom, ein altes Symptom, gegebenenfalls unter Angabe des Zeitpunktes des früheren Auftretens.
- (AS): altered symptom, ein gegenwärtiges oder altes Symptom, das sich verändert zeigt.
- (US): unusual symptom, ein für den Probanden ungewöhnliches Symptom.

Durchgeführt wurde die HAMSE in den Monaten Mai und Juni 1999. Der Beobachtungszeitraum der einzelnen Probanden variierte zwischen 19 und 34 Tagen.

Die Codierung der Probanden:

Es nahmen 9 weibliche und 3 männliche Probanden teil.

Die Zuordnung der sogen. Probandennummer war wie folgt:
- Probanden-Nr. 01   weiblich   33 Jahre
- Probanden-Nr. 02   weiblich   35 Jahre
- Probanden-Nr. 03   weiblich   59 Jahre
- Probanden-Nr. 04   weiblich   47 Jahre
- Probanden-Nr. 05   männlich   26 Jahre
- Probanden-Nr. 06   weiblich   35 Jahre
- Probanden-Nr. 07   weiblich   57 Jahre
- Probanden-Nr. 08   weiblich   34 Jahre
- Probanden-Nr. 09   männlich   25 Jahre
- Probanden-Nr. 10   weiblich   39 Jahre
- Probanden-Nr. 11   männlich   33 Jahre
- Probanden-Nr. 12   weiblich   26 Jahre

Auswertung

Die homöopathische Anamnese und die Tagebücher von Probanden und Supervisor wurden miteinander verglichen, um die Symptome, die ganz neu, ungewöhnlich oder hinsichtlich Art, Lokalisation, Intensität oder Qualität verändert auftraten, zu erfassen.

Den einzelnen Symptomen und Aufzeichnungen wurden die Probanden-Nummern, die Potenz und die Anzahl der Tage nach Einnahme des Mittels zugeordnet. Der erste Tag der Mitteleinnahme gilt als erster Prüfungstag.

Angaben über Stunden und Minuten nach Einnahme des Mittels wurden, falls von Relevanz, direkt in der Aufzeichnung dokumentiert.

Gruppengespräch

Entsprechend der Empfehlungen von J. SHERR wurde nach Abschluß der sogenannten „Prüfphase" ein Gruppengespräch durchgeführt. Für eine Probandengruppe, die während der Beobachtungsphase z.t. auf engstem Raum täglich miteinander arbeitet, ist dies unentbehrlich.

Wie die Prüfungsprotokolle zeigten, kam es durchaus zu Reibungspunkten in der täglichen Arbeit.

Das Gruppengespräch wurde von den meisten als entlastend erlebt. Die Verbindung der individuellen Erfahrung zum Arzneimittelthema wurde deutlich, die z.T. irritierenden Erlebnisse unter dem Einfluß der Prüfsubstanz konnten besser eingeordnet werden.

Zusätzliche, im Gruppengespräch dokumentierte Symptome wurden z.T. mit aufgenommen und in der Codierung mit GG bezeichnet.

Eine Probandin konnte am Gruppengespräch nicht teilnehmen. Hier erfolgte ein zusätzliches Abschlußgespräch mit dem Prüfungsleiter. Zusätzlich erfaßte Symptome wurden mit AG kenntlich gemacht.

Materia medica

Entsprechend den Kapiteln des Repertoriums werden die Prüfungssymptome geordnet.

Unter dem Symptom ist in der Reihenfolge aufgelistet: die Code-Nr. des Probanden oder der Probandin; die Potenz C 30 (nur mit dieser Potenz wurde geprüft); Tag des Auftretens des Symptoms nach Einnahme der Prüfarznei. Schlaf- und Traumsymptome werden an dem darauffolgenden Tag notiert und zeitlich mit diesem Tag gekennzeichnet.

Gemüt

1. Voller Elan; freudig gestimmt über das Wetter.
   01; C 30; 1. Tag

2. Unternehmungslustig, wieder sehr konzentriert und mit Energie gearbeitet.
   01; C 30; 14. Tag.

3. Auffallend gute Stimmung; fast überschwappend.
   01; C 30; 31. Tag

4. Stimmung leicht gehoben.
   04; C 30; 1. Tag

5. Seit dem Aufstehen sehr gut gelaunt, leicht euphorisch, fröhlich, Euphorie den ganzen Tag, sehr gute Stimmung.
   04; C 30; 11. Tag

6. Morgens gegen 5.30 Uhr gut gelaunt erwacht, total munter, Spaziergang an der Isar auf dem Weg zur Arbeit (seit mehr als zwei Jahren nicht mehr dagewesen).
   04; C 30; 17. Tag

7. Ich fühle mich innerlich ausgeglichen.
   09; C 30; 12. Tag

8. Innerlich sehr ausgeglichen und kraftvoll bei der Arbeit.
   09; C 30; 23. Tag

9. Die Arbeit fällt mir leicht.
   09; C 30; 24. Tag

10. Motiviert, gute Stimmung; gleich beim Aufstehen fröhlich; ruft dem Spiegelbild einen guten Morgen zu. Das war früher öfters so, aber in den

letzten Monaten nicht mehr. Gute Stimmung über den ganzen Tag.
12; C 30; 2. Tag

11. Ich war super gepowert.
12; C 30; GG

12. Ich reagiere gereizt auf Klagen der Patienten, ungeduldig, ein wenig aufbrausend. Ich bin sonst mehr Herr der Lage. Ich bin darüber bestürzt, daß ich aus der Haut gefahren bin.
01; C 30; 1. Tag

13. Sehr schlechte Laune. Um 8.30 Uhr Streit mit der Stationsschwester, es ging eine halbe Stunde lang so. Ich fahre sie an, bin aggressiv. Es geht darum, wie meine Arbeit anerkannt wird. Ich halte mich nicht mehr zurück.
01; C 30; 4. Tag

14. Bis abends war ich gut drauf. Meine Tochter sollte das Zimmer aufräumen, aber sie wollte nicht. Abends bekam ich plötzlich einen Wutanfall, weil das Zimmer immer noch unaufgeräumt war. Sie hatte es mir versprochen. Ich konnte mich eine Weile nicht beruhigen. Ich habe innerlich gebebt. Keiner konnte mich beruhigen. Ich war so enttäuscht von mir, weil wir uns vorher gut vertragen haben und ich uns einen ruhigen Abend gönnen wollte. Ich weiß gar nicht, was der eigentliche Auslöser war. Es kam einfach über mich.
02; C 30; 10. Tag

15. Ich wurde persönlich gekränkt von einem sehr fordernden Patienten. Ich war ziemlich sauer und geladen. Es hat mich außergewöhnlich stark berührt. Ein organisatorisches Problem auf Station hat mich auch traurig gestimmt und den ganzen Tag nicht losgelassen. Ich wollte am liebsten alles hinschmeißen.
02; C 30; 16. Tag

16. Leicht gereizt, unflexibel, sage was mir nicht paßt. Bin säuerlich, wenn ich vor vollendete Tatsachen gestellt werde. Unmut geäußert.
08; C 30; 2. Tag

17. Heftige Reaktion wegen eines Mißverständnisses mit Kollegen. Zeige und sage, wenn mich jemand verletzt, äußere meinen Unmut. Es ist neu, daß ich das einfach so mache.
08; C 30; 3. Tag

18. Bin direkt in meinen Äußerungen.
08; C 30; 7. Tag

19. Genervt von den Patienten; ich kann das Gejammere von einem schwachen Mann nicht mehr hören. Ich würde auch gerne im Bett liegen und jammern.
08; C 30; 10. Tag

20. Launenhaftigkeit, unausgeglichen. Ich bin reizbar und empfindlich gegen Kritik. Es entstehen Rachegedanken, versuche mit Worten zu treffen, lege jedes Wort auf die Goldwaage.
08; C 30; 14. Tag

21. Enorme Wut auf den Prüfungsleiter und den Supervisor wegen des Juckreizes. Hat den Vorsatz, nie mehr an einer HAMSE teilzunehmen. Auch ihr Freund ist mittlerweile sauer auf den Prüfungsleiter.
10; C 30; 8. Tag

22. Nervosität und Reizbarkeit wegen des Juckreizes.
10; C 30; 7. Tag

23. Ich reagiere sehr empfindlich wegen Streß bei der Arbeit.
11; C 30; 1. Tag.

24. Wut und Gereiztheit.
11; C 30; 5. Tag

25. Deprimiert am Morgen, das ist sonst meine beste Zeit.
11; C 30; 7. Tag

26. Gefühl, etwas arrogant zu sein.
11; C 30; 9. Tag

27. Am Abend aggressive Reaktion, „als mich wieder jemand aus dem Kühlschrank beklaut hatte". Ich lief durch den Flur und trat gegen alle Türen, ich bin für 5 Minuten richtig ausgerastet. Ich bin seit einigen Tagen nicht in meiner normalen Verfassung. Entweder zu depressiv - zurückgezogen oder zu aggressiv. Ich erlebe viele anklagende Gedanken, z.B. gegenüber früheren Freunden, die mich hängen lassen haben.
11; C 30; 11. Tag

28. Beim Ausarbeiten einer Patientenakte bin ich verlangsamt, vergeßlich und schwerfälliger. Ich verspreche mich. Anstatt „ich piepse an" sage ich „ich fliege an". Ich muß mich zusammenreißen. Jede Ablenkung verschlimmert den Zustand.
01; C 30; 2. Tag

29. Ich verspreche mich viel mehr als sonst. In der Arbeit sage ich z.B. Lachsfell anstatt Dachsfell. Ich werde von den anderen darauf aufmerk-

sam gemacht. Selbst bemerke ich die Versprecher nicht.
01; C 30; 4. Tag

30. Beim Überqueren der Straße vom Fahrrad gestürzt. So etwas ist mir noch nie passiert.
01; C 30; 5. Tag

31. Viel vorgenommen, aber völlig entschlußlos.
01; C 30; 10. Tag

32. Sehr unentschlossen, voller Pläne, aber nichts passiert. Ein Bekannter sagt, „du springst von Punkt zu Punkt".
01; C 30; 11. Tag

33. Öfter etwas fallen lassen.
02; C 30; GG

34. Ich bin bei der Gymnastik. Ich kann mich nicht konzentrieren, obwohl es nicht anders ist als sonst. Ein Gefühl von Leere im Kopf.
02; C 30; 18. Tag

35. Verlangsamte Arbeitsweise. Gefühl, ich bin langsamer im Denken und im Bewegen, wie nach schlechtem Schlaf.
03; C 30; 1. Tag

36. Konzentrationsschwäche. Das Gefühl, nichts auf die Reihe zu kriegen. Ein Gefühl wie Durchblutungsstörungen im Kopf. Gefühl, ich stehe neben mir. Ich bin in mir nicht sicher. Ich bin mir meiner Möglichkeiten nicht sicher. Unsicherheitsgefühl bei Routinearbeiten, die sonst selbstverständlich erledigt werden. Ich mußte mich bewußt auf die Arbeitsschritte konzentrieren.
07; C 30; 2. Tag

37. Ich fühle mich innerlich labil. Unsicherheit, ob ich mein Arbeitspensum gut schaffe und mache.
07; C 30; 3. Tag

38. Ich stoße oft mit den Füßen an.
08; C 30; 2. Tag

39. Am Abend stürze ich mit dem Fahrrad und falle auf das rechte Knie.
08; C 30; 8. Tag

40. Nachmittags mit einer Infusionskanüle in die rechte Handfläche gestochen.
08; C 30; 9. Tag

41. Ich arbeite etwas gefaßter, trotzdem bin ich des öfteren etwas vergeßlich. Z. B. suche ich etwas, was ich kurz zuvor in den Händen gehabt habe und unbewußt abgelegt habe. Mein Handeln wirkt daher auf mich etwas konfus. Vergeßlich, unkonzentriert und dann ärgerlich auf mich selbst.
09; C 30; 3. Tag

42. Zwei Finger der rechten Hand am Grillrost verbrannt. Ich war wirklich blöd. Das heiße Gitter lehnt am Grill und ich fasse hin.
10; C 30; 4. Tag

43. Die Schlüssel fallen mir oft aus der Hand. Ich wurde deshalb von einem Patienten angesprochen. Der sah mich zwei Tage hintereinander. Mir fiel beim Aufsperren der Türen immer der Schlüssel aus der Hand. Nach der Arbeit ist mir auch der Autoschlüssel oft aus der Hand gefallen.
10; C 30; GG

44. Phasenweise nicht gerade sehr präsent, irgendwie vom Gefühl her wie neben mir. Gefühl, den Test langsam abzubrechen. Nicht ganz bei mir, neben der Kappe, dabei sehr unruhig.
11; C 30; 2. Tag

45. Mir ist alles egal, weil es mir so schlecht geht (während eines fieberhaften Infektes).
03; C 30; 9. Tag

46. Vor allem ärgere ich mich, daß ich schon wieder erkältet bin. Schwitze und habe Angst; die dadurch entstehende feuchte Kühle am Rücken macht es noch schlimmer. So kenne ich mich gar nicht, so empfindlich mit Rückzugstendenzen.
07; C 30; 5. Tag

47. Ich habe mich so empfindsam gefühlt, jeder Windhauch kann mich umhauen. Sonst fühle ich mich stark in mir, da kam ich mir eher schutzlos vor.
07; C 30; AG

48. Weinen, ich bin in alten Geschichten, alten Verletzungen.
08; C 30; 3. Tag

49. 6.00 Uhr morgens, alles ist schlimm, Sehnsucht nach dem Meer.
08; C 30; 5. Tag

50. Immer wieder in alten tiefen Gefühlen. Tränen.
08; C 30; 7. Tag

51. Mag keine schwachen Männer, dann bleibt alles an mir hängen.
08; C 30; 9. Tag

52. Will in Ruhe gelassen werden, niemanden sehen. Ich habe mich ganz tief in mich verkrochen.
08; C 30; 11. Tag.

Schwindel

53. Müdigkeit mit leichtem Schwindelgefühl, der Boden bewegt sich ganz leicht. Es dauert Sekunden, kommt plötzlich, vergeht schnell.
03; C 30; 1. Tag

Kopf

54. Kopfschmerz stechend im Scheitelbereich links, ich fühle mich wie benommen.
01; C 30; 2. Tag

55. Kopfschmerz im Hinterkopf, das ist sonst sehr selten und jetzt wesentlich stärker.
01; C 30; 2. Tag

56. Nachmittags dumpfer Kopfschmerz im Stirnbereich, nicht so stark. Ich muß mich deshalb auch nicht hinlegen.
02; C 30; 8. Tag

57. Am Abend Kopfschmerz mit Druck auf den Augen. Ich kann die Augen kaum noch offen halten. Es ist stärker als sonst.
02; C 30; 8. Tag

58. Leichter Kopfdruck bis nachmittags, aber deutlich weniger als üblich.
02; C 30; 21. Tag

59. Seit ca. einem Jahr leide ich unter migräneartigen Kopfschmerzen mit starkem Druck oberhalb der Augen. Oft mit Übelkeit aber ohne Erbrechen. Es ist besser durch Ruhe und Dunkelheit und kommt fast jeden Montag. Jetzt montags immer beschwerdefrei, nur 1x leichter Kopfdruck und 1x starke Kopfschmerzen.
02; C 30; GG

60. Kopfschmerzen bei fieberhaftem Infekt, wie wenn einem jemand auf den Kopf schlägt.
03; C 30; 9. Tag

61. Kopfschmerz im Scheitelbereich stechend, leicht linksseitig.
04; C 30; 2. Tag

62. Kopfschmerz drückend im Stirn- und Schläfenbereich. Es drückt von außen nach innen.
06; C 30; 1. Tag

63. Leichte Kopfschmerzen, die den ganzen Tag anhalten.
07; C 30; 2. Tag

64. Kopfschmerz am Hinterkopf. Dabei große Müdigkeit. Schläft 2 Stunden am Vormittag.
11; C 30; 7. Tag

65. Kopfschmerz, ziehend bis in den Nacken bei einer Erkältung.
11; C 30; 14. Tag

66. Kopfschmerz überall bei einer Erkältung, dabei Zerschlagenheitsgefühl, Gliederschmerzen, Halsschmerzen und Schnupfen mit gelber Absonderung. Nimmt deshalb Paracetamol.
11; C 30; 18. Tag

67. Kopfschmerz im Schläfenbereich mit Drücken auf den Augen.
12; C 30; 1. Tag

68. Kopfschmerz mittags im Nacken- und Schläfenbereich.
12; C 30; 2. Tag

69. Kopfschmerz im Schläfenbereich rechts am Abend.
12; C 30; 2. Tag

70. Kopfschmerz verstärkt im Bereich der linken Schläfe während der Periode. Es drückt auch auf den Augen, so daß das Auge tränt.
12; C 30; 10. Tag

71. Kopfschmerz vor allem der linken Schläfenregion. Es drückt und wandert am Abend auf die rechte Seite.
12; C 30; 16. Tag

72. Starker Juckreiz am behaarten Kopf, über 2 Stunden anhaltend, etwa 2 1/2 Stunden nach der 2. Mittelgabe.
10; C 30; 1. Tag

73. Ganz leichtes Jucken im Bereich des behaarten Kopfes.
10; C 30; 2. Tag

74. Juckreiz im Bereich des behaarten Kopfes.
   10; C 30; 7. Tag

75. Juckreiz im Bereich des behaarten Kopfes.
   10; C 30; 8. Tag

Auge

76. Nachmittags beim Rausgehen enorme Lichtempfindlichkeit der Augen. Ich muß die Augen zusammenkneifen.
   02; C 30; 17. Tag

77. Lichtempfindlichkeit der Augen. Die Augen tränen. Beim Frühstück im Freien ist mir die Sonne zu hell. Ich muß mir eine Sonnenbrille holen.
   10; C 30; 6. Tag

78. Augen brennen, schlimmer am Nachmittag (viel stärker als früher).
   03; C 30; 1. Tag

79. Augen brennen.
   03; C 30; 2. und 3. Tag

80. Augen brennen bei Schnupfen.
   07; C 30; 5. Tag

81. Augen brennen, schlimmer durch künstliches Licht.
   07; C 30; 8. Tag

82. Augen brennen.
   07; C 30; 9. Tag

83. Rötung der Augen am Abend, dabei starker Juckreiz.
   06; C 30; 16. Tag

84. Augen gerötet mit Juckreiz am Abend.
   06; C 30; 19. Tag

85. Augen gerötet am Morgen.
   06; C 30; 20. Tag

86. Sandgefühl in den Augen, Verlangen zu Reiben, Reiben verschlimmert.
   07; C 30; 8. Tag

87. Druckschmerz an beiden Augen morgens mit Absonderung aus dem linken Nasenloch.
   07; C 30; 18. Tag

88. Stecknadelkopfgroße Schwellung unterhalb vom unteren Augenlidrand

links. Kein Schmerz, kein Juckreiz.
02; C 30; 24. Tag

Sehen

89. Beim Fahrradfahren in die Arbeit am linken Auge für etwa 2 Sekunden einen Nebelschleier, so als ob Tau vor dem Auge wäre.
01; C 30; 2. und 31. Tag

Ohren

90. Einschießender Schmerz im linken Ohr, 3x hintereinander, ziehend, stechend.
01; C 30; 1. Tag

91. Wie scharfe Blitze im linken Ohr. 3x hintereinander schießt ein lanzierender Schmerz ein.
01; C 30; 3. Tag

92. Den ganzen Tag ist das rechte Ohr im äußeren Gehörgang leicht druckempfindlich. So etwas kenne ich bei Erkältungen, aber nicht in diesem Ausmaß.
01; C 30; 11., 12., 13., 14., 15., 16. und 17. Tag

93. Aus dem Schlaf heraus besteht plötzlich starkes Jucken in beiden Ohren und am Hals über 5 Minuten.
01; C 30; 31. Tag

94. Juckreiz um das rechte Ohrläppchen.
02; C 30; 2. Tag

95. Vormittags mehrmals in kurzen Abständen auftretendes minimales Stechen im rechten Ohr. Das geht so über eine halbe Stunde.
02; C 30; 20. Tag

96. Juckreiz in den Ohren, ganz tief drin im Gang, beidseits.
10; C 30; 7. Tag

Hören

97. Für 2 Sekunden hatte ich das Gefühl, mein Gehör zu verlieren. Laute Geräusche in beiden Ohren, rechts schlimmer als links. Dann war es ganz plötzlich vorbei.
04; C 30; 8. Tag

98. Pfeifen im rechen Ohr.
    08; C 30; 2. Tag

Nase

99. Schnupfen. Beide Nasenlöcher sind zu. Muß sich ständig die Nase put-
    zen. Sehr viel hellgelbes (zitronengelbes) Nasensekret. Wärme bessert,
    dann ist die Nase länger frei. Die Nacht ist schlimmer, ich muß den
    Kopf hochlagern.
    03; C 30; 9., 10. und 11. Tag

100. 10 Minuten nach Einnahme der ersten Mittelgabe ist die verstopfte Nase
     frei. Das freie Atmen hält den ganzen Tag an. Die Nase ist seit Monaten
     zu, verstopft. Die Atmung ist erschwert. Es [die Verstopfung] beginnt
     morgens nach dem Aufstehen und hält konstant den ganzen Tag über
     an.
     04; C 30; 1. Tag

101. Nase verstopft am Morgen.
     06; C 30; 3., 4., 5., 6. und 7. Tag

102. Fließschnupfen mit klarem Sekret.
     06; C 30; 19. und 20. Tag

103. Trockenheitsgefühl in der Nase und im Gaumen-Rachen-Bereich. Dabei
     allgemeines Krankheitsgefühl. Gleichzeitig dünnflüssiges, helles Nasen-
     sekret.
     07; C 30; 2. Tag

104. Morgens beim Erwachen Schnupfen mit dünnflüssigem, klarem Sekret.
     Dabei Kopfschmerzen.
     07; C 30; 3. Tag

105. Schnupfen.
     07; C 30; 5. Tag

106. Verschlechterung der Befindlichkeit im Nasenbereich (die Nase war bis-
     her verstopft). Es fühlt sich an, als breite sich von der Nase ausgehend
     eine dumpfe Verspannung bis zum Mundraum aus.
     04; C 30; 2. Tag

107. Der Zustand der Nase verschlechtert sich, sie ist zu.
     04; C 30; 3. Tag

108. Die Nase ist wieder zu. Beim Nasenputzen kommt zäher Schleim mit

etwas Blut.
04; C 30; 20. Tag

109. Beim Nasenputzen löst sich erneut zäher Schleim mit Blutgerinnseln.
04; C 30; 22. Tag

110. Nase verstopft bei Erkältung.
11; C 30; 14. Tag

111. Die linke Nase juckt öfters (wenige Minuten nach Einnahme der ersten Mittelgabe).
06; C 30; 1. Tag

112. Kitzeln linkes Nasenloch, wie ein Reiz mit einer Feder, aber kein Niesreiz. Es beginnt 30 Minuten nach der 2. Mittelgabe und hält von 12 - 16 Uhr an.
10; C 30; 1. Tag

113. Juckreiz der Nase äußerlich an der Nasenspitze und den Nasenflügeln.
10; C 30; 4. und 7. Tag

114. Juckreiz der Nasenspitze und am Eingang der Nasenlöcher.
10; C 30; 6. Tag

115. Jucken der Nasenspitze.
10; C 30; 8. Tag

116. Für 2 Stunden ein ständiges Niesen ohne Unterbrechung. Dabei ist die Nase zu (50 Minuten nach Einnahme der ersten Mittelgabe). Ein Symptom, das oft im Frühjahr vorkommt. Im Jahr 1999 erstmalig unmittelbar nach Mitteleinnahme, obwohl die Heuschnupfenzeit schon lange anhält.
06; C 30; 1. Tag

117. Niesreiz den ganzen Vormittag und von 17.00 - 19.00 Uhr.
06; C 30; 5. Tag

118. Niesattacken nachmittags.
06; C 30; 12. Tag

119. Niesattacken.
06; C 30; 19. Tag

120. Niesen.
06; C 30; 21. Tag

121. Zweimaliges Niesen.
    10; C 30; 1. Tag

122. Niesen.
    10; C 30 ; 2. und 7. Tag

123. Herpesbläschen am linken Nasenlocheingang und am äußeren linken Nasenflügel. Außen kribbelt es, innen brennt es. Vor 6 Jahren hatte ich bereits einmal einen Herpes nasalis über 3 Tage, dabei 40° C Fieber.
    10; C 30; 10. und 11. Tag.

124. Die Herpesbläschen des linken Nasenflügels werden zu Krusten.
    10; C 30; 12. Tag

125. Nasenbluten. Vor mehreren Jahren gab es eine Phase mit häufigen Nasenbluten. Ich mußte damals mehrfach tamponiert werden.
    11; C 30; 11. Tag

126. 2 große, harte Pusteln auch der linken Seite der Nase, 3 - 4 mm Durchmesser.
    11; C 30; 12. Tag

Gesicht

127. Kleine Pickel entstehen im Stirn-, Nasenbereich.
    02; C 30; 3. Tag

128. Die Pickel verstärken sich vor allem im Stirn- und Mundbereich.
    02; C 30; 4. Tag

129. Großer geschwollener Pickel auf der rechten Augenbraue, der sehr druckschmerzhaft ist.
    02; C 30; 10. Tag

130. Im Bereich der rechten Stirnhälfte hatte sich in den letzten Tagen eine leichte Beule gebildet, und zwar an einer Stelle, wo ich vor ca. 8 Jahren eine Entzündung unter der Haut hatte. Nun hat sie sich wieder entzündet. Ist angeschwollen und weich.
    09; C 30; 12. Tag

131. Durch leichte Druckeinwirkung öffnet sich die Beule an der Stirn und Eiter fließt ab.
    09; C 30; 13. Tag

132. Juckreiz im Bereich der Wangen und am Kinn über 2 1/2 Stunden.
    10; C 30; 1. Tag

133. Jucken im Bereich von Wangen und Kinn.
10; C 30; 7. Tag

Mund

134. Lippen leicht taub wie beim Zahnarzt nach einer Betäubung. Es beginnt morgens gegen 8.50 Uhr und hält für 30 Minuten an, kommt um 11 Uhr, zwischen 14.50 und 16 Uhr und ab 22.20 Uhr für 1/2 Stunde wieder.
01; C 30; 2. Tag

135. Taubheitsgefühl beider Lippen um 13.30 und 23 Uhr für 1 Stunde.
01; C 30; 5. Tag

136. Gegen 10 Uhr werden die Lippen leicht taub. Es hält für 1 Stunde an und wird leichter, wenn ich mich ablenke. Abends um 22 Uhr wieder Taubheitsgefühl.
01; C 30; 6. Tag

137. Lippen leicht betäubt für 1 Stunde.
01; C 30; 14. Tag

138. Ich bemerke eine Schwellung im Bereich der rechten Hälfte der Unterlippe. Sie entsteht plötzlich wie durch einen Stich, ist erbsgroß und verschwindet auch plötzlich und schnell wieder.
01; C 30; 4. Tag

139. Komisches Gefühl im Bereich der linken Zungenhälfte und Zungenspitze. Der Bereich ist gefühllos, so wie nach zu heißem Essen. Das tritt etwa 30 Minuten nach der 2. Mittelgabe auf.
10; C 30; 1. Tag

140. Juckreiz der Oberlippe.
10; C 30; 1. Tag (etwa 2 1/2 Stunden nach der 2. Mittelgabe) und 7. Tag.

141. Trockenheitsgefühl des Mundes mit sehr viel Durst.
02; C 30; 3. Tag

142. Extrem trockener Mund bei gleichzeitig verstopfter Nase. Erwacht deshalb um 2 Uhr und muß etwas trinken. Das bessert.
06; C 30; 6. Tag

143. Erwacht morgens um 5 Uhr mit Trockenheit des Mundes.
06; C 30; 9. Tag

144. Trockenheit des Mundes mit fahlem Geschmack, muß andauernd

schlucken.
10; C 30; 1. Tag

145. Trockenheit.
12; C 30; 2. Tag.

146. Pickel verstärken sich im Mundbereich.
02; C 30; 4. Tag

147. Herpesbläschen auf der Zunge rechts vorne.
11; C 30; 15. Tag

148. Rötung und Bläschen am linken Mundwinkel für 2 Stunden.
02; C 30; 4. Tag

149. Zwei kleine rote Flecken am linken Mundwinkel und ein kleiner roter Fleck am rechten Mundwinkel. Es ist nicht schmerzhaft.
02; C 30; 5. Tag

150. Aphthe am rechten Zungenrand hinten. Die Aphthe heilt innerhalt von 2 Tagen ab. Sonst sind Aphthen schmerzhafter und es dauert länger, bis sie abheilen.
02; C 30; 9., 10. und 11. Tag

151. Kleine offene Stelle am Zahnfleisch hinten unten links, die innerhalb von 2 Tagen abheilt. Es geht viel schneller als sonst.
02; C 30; 22. und 23 Tag

152. Kleine Aphthe im linken oberen Mundwinkel, sehr schmerzhaft.
12; C 30; 5. Tag

153. Aphthe in einer Schleimhautfalte im rechten Mundbereich oben.
12; C 30; 21. Tag

154. Gefühl wie Wundsein im linken oberen Weisheitszahnbereich. Ähnlich wie nach der Resektion der Zähne von vor 2 Jahren.
11; C 30; 4. und 5. Tag

155. Rechter oberer Bereich der Weisheitszähne ist wie wund (schon lange reseziert).
11; C 30; 9. Tag

Zähne

156. Dumpfer Zahnschmerz, wie wenn der Zahnarzt bohrt, bei hohem Fieber mit Gliederschmerzen, Schnupfen und Kopfschmerzen.
03; C 30; 9., 10. und 11. Tag

Innerer Hals

157. Halsschmerzen rechts mit Ausstrahlung ins rechte Ohr und von dort aus in die Zähne ausstrahlend.
03; C 30; 9., 10. und 11. Tag

158. Schmerzen beim Schlucken.
11; C 30; 14. Tag.

Äußerer Hals

159. 2 cm großer, runder Fleck am Hals, der etwa 30 Minuten sichtbar ist.
01; C 30; 1. Tag

160. Plötzlich zeigt sich eine etwa 5 cm lange, 3 cm breite Rötung im Halsbereich. Sie juckt nicht. Rückbildung in etwa 1/2 Stunde.
01; C 30; 18. Tag

Magen

161. Heißhungeranfälle, leicht zittriges Gefühl.
02; C 30; 2. Tag.

162. Hungergefühl gesteigert.
08; C 30; 3. Tag

163. Wahnsinniger Hunger den ganzen Tag. Nach dem Essen nur 1 - 2 Stunden satt, dann kommt der Hunger wieder.
12; C 30; 4. Tag

164. Appetit sehr wenig über den Tag, ich bin sehr schnell satt.
01; C 30; 6. Tag

165. Sehr, sehr wenig Appetit. Sehr schnell satt, erst um 13.30 Uhr ein Brot gegessen. Vorher absolut kein Hunger.
01; C 30; 9. Tag

166. Kein Appetit, aus Vernunft etwas Salat gegessen.
01; C 30; 10. Tag

167. Wenig Appetit.
01; C 30; 11. Tag

168. Kein Durst.
01; C 30; 11. Tag

169. Sehr viel Durst, da der Mund so trocken ist.
02; C 30; 3. Tag

170. Habe weniger gut geschlafen und bin mit großem Durst erwacht.
09; C 30; 20. Tag

171. Während der ganzen Beobachtungsphase keine Milch getrunken. Sonst trinke ich Milch täglich und sehr gerne.
01; C 30; GG

172. Verlangen nach Eierspeisen, Omelett.
08; C 30; 10. Tag

173. Plötzliche Übelkeit nach einer Tasse schwarzen Tees mit einem Löffel Honig. Nach Erbrechen geht es sofort besser.
01; C 30; 14. Tag

174. Übelkeit auf eine Tasse schwarzen Tees. Nach 5 Minuten wieder weg.
01; C 30; 23. Tag

175. Plötzliche Übelkeit.
01; C 30; 31. Tag

176. Übelkeit nach dem Frühstück.
12; C 30; 1. Tag

177. 1/2 Stunde nach dem Abendessen Übelkeit.
12; C 30; 2. Tag

178. Übelkeit 1/2 Stunde nach dem Mittagessen.
12; C 30; 3. Tag

Abdomen

179. Einschießender, stechender Schmerz im linken Unterbauchbereich. Etwa 5x hintereinander.
01; C 30; 2. Tag

180. Ein plötzlicher, heftiger, einschießender Schmerz im gesamten Unterbauch. Es ist so, als ob der Bauch mit einer Kordel zusammengezogen wird. Beugen verschlimmert, tiefes Atmen bessert.
01; C 30; 2. Tag

181. Für 2 Sekunden plötzlich einschießender, stechender Schmerz im linken Unterbauch. Es strahlt in die große Zehe links aus. Das kenne ich von früher, es war aber noch nie so stark.
01; C 30; 6. Tag

182. Morgens kurzer stechender Schmerz im rechten Mittelbauch.
     08; C 30; 4. Tag

183. Morgens kurzer stechender Schmerz im rechten Oberbauch.
     08; C 30; 7. Tag

Rektum

184. Durchfall morgens schmerzlos wässrig braun.
     11; C 30; 4. Tag

Stuhl

185. Stuhlgang sehr hart. Normalerweise keine Probleme.
     02; C 30; 13. Tag

Blase

186. Ich kann nach der Harnabgabe nicht verhindern, daß immer eine kleine
     Menge nachfließt. Das passiert bei jedem Wasserlassen.
     09; C 30; 5. – 22. Tag

187. Auch scheint es mir, daß ich öfters auf die Toilette muß als bisher.
     09; C 30; 5. Tag

188. Relativ häufiges Wasserlassen.
     11; C 30; 5. Tag

Weibliche Genitalien

189. Die Menstruation kommt 4 Tage verspätet und dauern 2 Tage länger als
     sonst.
     01; C 30; 31. Tag

190. Die Menstruation kommt um 9 Tage verspätet und ist stärker als üblich.
     08; C 30; 16. Tag

191. Die Menstruation ist 1 Tag früher. Sonst immer exakter Zyklus von 28
     Tagen. Zyklusverschiebungen gibt es nur bei Krankheit oder im Urlaub.
     10; C 30; 8. Tag

Husten

192. Trockener Husten, salvenartig und sehr heftig über 2 Minuten. Es ist wie
     wenn Holzspäne im Hals wären.
     01; C 30; 21. Tag

193. Trockener Husten. Eine Rauhigkeit sitzt im Hauptbronchus und im Sternum.
07; C 30; 6. Tag

194. Trockener Husten.
07; C 30; 7. Tag

195. Husten nachts. Es sitzt im Hals und kitzelt.
07; C 30; 9. Tag

Brust

196. Kleine Pustel mit Juckreiz in der Nähe des Brustbeines.
02; C 30; 3. Tag

197. Roter Fleck von 7 cm Durchmesser, der sich im Bereich der Schlüsselbeinregion rechts für 30 Minuten zeigt.
01; C 30; 2. Tag

198. Etwa 1/2 cm großer roter, trockener Fleck unter der rechten Achselhöhle ohne Juckreiz.
01; C 3; 4. Tag

199. Im Bereich der rechten Achsel ein trockener roter Fleck von 1/2 cm Durchmesser ohne Juckreiz.
01; C 30; 7. Tag

200. Markstückgroße Rötung unter der linken Achsel ohne Juckreiz.
11; C 30; 8. Tag

201. Stechender Schmerz in der vorderen linken Thoraxhälfte.
08; C 30; 10. Tag

202. Nach körperlicher Anstrengung drückender Schmerz vom Brustbein zur Mitte der linken Brustkorbhälfte ausstrahlend. Es verstärkt sich beim tiefen Einatmen und dauert etwa 30 Minuten.
10; C 30; 14. Tag

203. Drei plötzliche Stiche in der Herzgegend. Ein bekanntes, aber sehr seltenes Symptom. Es tritt sonst nur bei Streß und nicht in dieser Stärke auf.
01; C 30; 13. Tag

204. Um 22 Uhr in der Herzgegend ein Schmerz wie Blitze.
01; C 30; 14. Tag

205. Ich spüre mein Herz schlagen. Der Herzschlag ist verstärkt und es

kommt immer wieder ein Schlag zwischendurch.
07; C 30; 2. Tag

Rücken

206. Wie ein leichter Muskelkater. Steifigkeit beim Aufstehen vom Sitzen im HWS und LWS-Bereich.
03; C 30; 1. Tag

207. Steifigkeit im HWS und LWS-Bereich.
03; C 30; 2. Tag

208. Drückender Schmerz unter dem rechten Schulterblatt in einem Areal von 10 cm Durchmesser. Es ist schlimmer im Sitzen und besser beim Daraufliegen.
06; C 30; 17. Tag

209. Rückenschmerzen morgens beim Erwachen bis mittags. Der Schmerz dauert den ganzen Tag an. Zerschlagenheitsgefühl am ganzen Körper dabei. Es ist so, als hätte ich tagelang Sport getrieben.
11; C 30; 5. Tag

210. Gefühl ziemlicher Zerschlagenheit im Nackenbereich und Rückenschmerz am Morgen beim Erwachen.
11; C 30; 7. Tag

211. Juckreiz am stärksten im Rücken- und Lendenbereich.
10; C 30; 7. Tag

212. Starke Akne am Rücken rechts betont.
11; C 30; 24. Tag

Extremitäten

213. Rechte Hand warm, linke Hand kalt. 2 Stunden nach der Mitteleinnahme.
01; C 30; 1. Tag

214. Für 1 Stunde ist die rechte Hand warm, die linke Hand kalt.
01; C 30; 2. Tag

215. Beide Beine sind schlapp, so als ob sie in sich versacken beim Laufen, als ob sie mein Gewicht nicht halten. Wenn ich mich ablenke, dann wird es besser.
01; C 30; 7. Tag

216. Gefühl, als ob die Beine beim Laufen absacken wollten.
01; C 30; 10. Tag

217. Beine klapprig, schlapp, matt.
01; C 30; 14. Tag

218. Zittern beider Beine bei allgemeinem Zerschlagenheitsgefühl.
11; C 30; 7. Tag

219. Am Morgen mit eingeschlafenen Händen erwacht. Beide Hände sind taub. Ich kann sie nicht bewegen. Panik. Ich schüttle die Hände, es wird schnell wieder besser.
01; C 30; 8. Tag

220. Beine und Hände sind wie betäubt zwischen 17 und 20 Uhr.
01; C 30; 10. Tag

221. Das rechte Bein schläft beim Sitzen plötzlich ein. Ein starkes Kribbelgefühl. Das kenne ich sonst nur, wenn das Bein abgeknickt ist.
02; C 30; 9. Tag

222. Juckreiz am rechten Unterarm am Übergang zum Handgelenk. Hier besteht eine kleine Pustel mit leichter Rötung.
02; C 30; 18. Tag

223. Im Bett Juckreiz an der Außenseite des rechten Unterschenkels.
02; C 30; 18. Tag

224. Zwischen 7 und 8 Uhr morgens Juckreiz am Unterschenkel rechts, so wie am Abend vorher im Bett.
02; C 30; 19. Tag

225. Juckreiz an der Rückseite des rechten Oberschenkels. Kein Hautausschlag. Nach dem Kratzen rötet sich die Haut. Um 21 Uhr beginnt der Juckreiz am linken Oberschenkel fast spiegelbildlich zur rechten Seite.
02; C 30; 20. Tag

226. Juckreiz am linken Mittelfingergrundgelenk. Die Haut rötet sich nach dem Kratzen.
02; C 30; 21. Tag

227. Juckreiz im Bereich des rechten Kniegelenkes und des rechten Fußes.
02; C 30; 24. Tag

228. Juckreiz der Unterarme bis zu den Ellbogen beidseits, aber nur ganz leicht.
10; C 30; 2. Tag

229. Etwa 2 1/2 Stunden nach der 2. Mittelgabe plötzlich starkes Hautjucken. Es ist sehr unangenehm. Lokalisation: Streckseiten der Unterarme bis zum Ellbogen und beidseits oberhalb der Fußknöchel. Ich kann gar nicht genug kratzen.
10; C 30; 1. Tag

230. Jucken der Ober- und Unterschenkel bis zu den Füßen.
10; C 30; 7. Tag

231. Jucken der Unterarme und Fußknöchel.
10; C 30; 8. Tag

232. Plötzlich heftig stechender Sekundenschmerz in der linken Großzehe, tritt um 11.00, 11.15 und 11.25 Uhr auf.
02; C 30; 2. Tag

233. Plötzlich stechender Schmerz im Bereich der linken Großzehe an der Unterseite. Es sticht mehrmals kurz hintereinander und nimmt an Stärke ab.
02; C 30; 5. Tag

234. Minimales Stechen im linken Zehen [unklar].
02; C 30; 13. Tag

235. Kurzer, stechender Schmerz in den Zehenspitzen rechts. Es wiederholt sich in kurzen Abständen.
02; C 30; 18. Tag

236. Immer wieder stechender Schmerz in der rechten Schulter wie mit der Nadel gepikst. Es schießt schon bei geringfügiger Bewegung ein.
11; C 30; 3. Tag

237. Stechender Schmerz in der vorderen rechten Schulter.
11; C 30; 8. Tag

238. Stechender Schmerz in der rechten Schulter.
11; C 30; 10. Tag

239. Ziehender Schmerz im Schulterbereich rechts.
02; C 30; 16., 17., 18., 19. und 20. Tag

240. Leichte Beschwerden in den Gelenken und Muskeln am Morgen. Morgensteifigkeit.
11; C 30; 4. Tag

241. Erwacht mit Muskel- und Gelenkschmerzen, die sich nach Bewegung

bessern.
11; C 30; 11. Tag

242. Gliederschmerzen.
03; C 30; 9., 10. und 11. Tag

243. Abszeß im Bereich der rechten Pobacke von 2 cm Durchmesser. Eitrige Stippchen [Pickel]. Geringer Juckreiz. Druck verschlimmert.
06; C 30; 15. bis 18. Tag

244. Hautausschlag im Bereich der Achillessehne des rechten Unterschenkels. Kleine juckende Papeln wie Mückenstiche. Es juckt so, daß sie kratzen muß.
06; C 30; 19. Tag

Schlaf

245. Sehr unruhiger Schlaf, ich bin erst gegen 3.00 Uhr eingeschlafen.
01; C 30; 3. Tag

246. Während der Erkältung habe ich sehr schlecht geschlafen, tagsüber und nachts. Ich war irgendwie nervös. Wie wenn ich aufgeschreckt wäre. Ich bin nachts immer wieder aus dem Schlaf aufgeschreckt.
03; C 30; 9. und 10. Tag

247. Aufwachen schwierig, am liebsten hätte ich noch 1 Stündchen weitergeschlafen.
07; C 30; 8. Tag

248. Nachts schlafe ich unruhig, aber ohne Träume.
09; C 30; 11. Tag

249. Gut geschlafen, dennoch am Morgen total k.o.
10; C 30; 14. Tag

250. Sehr unruhiger Schlaf, fast nur an der Oberfläche.
11; C 30; 7. Tag

251. Während der Beobachtungszeit habe ich besser geschlafen als früher.
02; C 30; GG

Träume

252. Meine große Schwester und ich fahren gemeinsam in den Urlaub. Im Traum erscheint sie blaß und ruhig. Ich lenke das Auto. Im Hotelzimmer eilen auf einmal Handwerker zu mir. Vor mir kippt die Türwand-

seite über uns ins Zimmer. Mit einem der Handwerker komme ich ins Gespräch, er kennt sich in Musik gut aus. Ich frage, spielen Sie Penderecki. [Bemerkung: Meine Schwester ist eigentlich dunkelhaarig mit dunklem Teint und redegewandt. Ich bin eher passiv.]
01; C 30; 2. Tag

253. Eine 10 cm große Hummel fliegt wild umher und ist aggressiv, die Hummel ist schwarz. Ich bin verunsichert.
01; C 30; 4. Tag

254. Ich ging zur ersten Unterrichtsstunde bei einem Gitarrenlehrer. Ein karg möglierter Raum mit zwei Stühlen und einem Notenständer. Angenehme warme Atmosphäre, die Farbtöne sind in gelb, terrakottabraun gehalten.
01; C 30; 17. Tag

255. Versuche, mit einer Italienerin italienisch zu sprechen. Die Worte kommen jedoch nur auf englisch über die Lippen. Ein sehr unangenehmes Gefühl.
01; C 30; 22. Tag

256. Ich möchte in einer Bäckerei Rosinenbrötchen kaufen. Sie liegen links im Laden. Ich stelle mich rechts an und die Entscheidung dauert lange, lange Zeit, ob ich sie nehme oder nicht. Ein sehr unangenehmes Gefühl.
01; C 30; 22. Tag

257. Ich sitze in einer noblen Kneipe. Ein Gast am Nachbartisch bestellt ein einfaches Glas heißes Wasser. Der Kellner mit schwarzen Glacéhandschuhen ist entrüstet. Er ruft diesen einfachen Wunsch durch den Raum. Jetzt mixt er Cocktails. Als er mit dem Glas heißen Wassers den Tresen verläßt, erschrecke ich. Eine Ente mit dem Oberkörper des Kellners watschelt durch den Raum.
01; C 30; 22. Tag

258. Ein großer Park. Ein Auto fährt wie verrückt auf der Straße und auch in der Wiese. Große Angst, daß es uns überfährt. Wir gehen den langen Weg zurück. Es gibt zwei kleine offene Züge, die eng nebeneinander stehen. Mein Partner steigt ein, ich steige in den Zug daneben. Ich habe kaum Platz für meine Beine im wackligen Zug. Schnell steige ich noch in den Zug meines Partners, weil ich Angst hatte, daß sie verschiedene Wege fahren.
02; C 30; 2. Tag

259. Meine Eltern, meine Schwester und ich wollen auf ein großes Fest gehen.

Es gibt Pferde und Wagen. Wir sitzen in einem Pferdewagen. Ich habe etwas zum Anziehen gesucht, kann mich nicht entscheiden und deshalb mehrere Sachen mitgenommen. Meine Schwester konnte plötzlich nicht mehr laufen, mein Vater war bei ihr. Sie hatte starke Gelenkschmerzen. Wir fuhren in Richtung Fest und ich wußte immer noch nicht genau, was ich anziehen wollte, welche Handtasche, weiß oder schwarz. Zwei Buben hatten je ein Pferd mit Wagen zu betreuen.
02; C 30; 4. Tag

260. Meine Tochter und ich schlafen zusammen in einem Zimmer. Es sind noch andere Leute im Haus und auch in unserem Zimmer. Bei meiner Tochter finde ich etwas, was ich unbedingt vor den anderen verstecken muß. Ein Gerät, ein Medikament oder eine Spritze, ich weiß nicht mehr was. Ich suche lange nach einem Versteck. Schließlich wickle ich die Sache in ein Nachthemd und lege sie hinter einen Schrank. Ich bin froh über das Versteck, bin aber nicht sicher, ob es meine Tochter nicht wieder herausholt.
02; C 30; 5. Tag

261. Wir wandern lange in den Bergen, es wird immer felsiger. Große Felsen. Wir wollten über einen schweren Klettersteig weitergehen, aber ich hatte Angst. Durch die Wiese gehen wir zu einer Hütte. Waschbecken und Toiletten sind im Freien. Am nächsten Tag wollten wir vielleicht die schwere Strecke gehen. Ich will meine Eltern noch anrufen, aber es ist zu spät.
02; C 30; 6. Tag

262. Wir wollen in den Urlaub fahren, die Koffer hatten wir z.T. schon gepackt. Ich öffne einen Koffer, da waren noch vom letzten Urlaub schmutzige Kleider drin. Wir essen noch bei Bekannten. Am Abend wollen wir fliegen, aber wir sind mit dem Packen noch nicht fertig.
02; C 30; 7. Tag

263. Es war eine große Halle mit vielen Nischen und Türen. Ich kannte mich nicht aus, wußte nicht, wo es hingeht.
02; C 30; 9. Tag

264. Ein Ausflug über zwei Tage. Am letzten Tag waren wir mittags kurz in einer Wohnung, die meiner Oma gehörte. Ich lag im Bett und bekam eine starke Menstruation. Das ganze Bett war voll Blut. Ich wollte mich noch duschen, um beim Ausflug dabeisein zu können. Der letzte Teil des Weges führte über einen schmalen Weg bzw. über eine Brücke. Dann konnte man in ein Boot steigen. Es standen noch einige Leute an.

Ich wußte noch nicht, ob ich mich über den Weg zum Boot trauen würde. Vorher zählte ich noch das Geld von meiner Oma. Jetzt geht es durch enge Gänge in einer Wohnung bzw. in einem Keller. Man hätte durch enge Stellen schlüpfen müssen. Ich wußte aber nicht wie es weitergeht. Am Boden stand das Wasser. Ich traute mich nicht weiter.
02; C 3; 17. Tag

265. Wir fahren mit der Familie eine lange Straße entlang viele Stunden. Später war ich allein unterwegs.
02; C 30; 18. Tag

266. Arbeit im Krankenhaus, meine Familie besucht mich. Die Tochter hat mir beim Essenausteilen geholfen. Ihr fällt etwas runter. Ich will, daß sie nach Hause geht, da ich ja noch bis zum Abend bleiben muß. Die anderen (irgendwelche älteren Männer) gehen. Ich war dann alleine auf der Station.
02; C 30; 20. Tag

267. Ein unangenehmer Mensch feiert ein Fest. Es gibt ein Buffet. Ich bin dabei. Plötzlich kommt ein Hund, tatscht in sämtliche Schüsseln, die stehen auf dem Boden. Alle Gäste sind voller übelriechender Speisen. Es riecht wie Erbrochenes. Nach einiger Zeit finde ich einen sauberen Pulli und ziehe ihn an. Die Feier geht weiter und ich versuche ständig, mich an den unangenehmen Menschen heranzupirschen, um ihm Vorwürfe zu machen. Es gelingt mir aber nicht.
03; C 30; 4. Tag

268. Träumt von einer schwarzen Katze.
03; C 30; 29. Tag

269. Ich bin Kind und gleichzeitig Beobachter. Das Kind wird stark geschlagen. Als Beobachter habe ich das kritisiert. Aber das Kind sagt: „Ich habe es verdient."
04; C 30; 1. Tag

270. Seminarbesuch. Mein Bett ist voll mit Ameisen. Es werden immer mehr. Ich weiß nicht, was ich tun soll. Plötzlich geht das Fenster auf und die Ameisen fliegen weg. Ein Hahn ist im Zimmer. Er soll die Ameisen aufpicken. Aber es waren nur noch wenige da. Ich gehe am Strand spazieren, sehe schöne Muscheln und Steine. Als ich eine besonders schöne Muschel aufhebe war sie eine Schildkröte.
04; C 30; 2. Tag

271. Ich habe einen roten Umhang an und alle anderen sind grau.
     04; C 30; 6. Tag

272. Ich werde von etwas verfolgt (ein Wesen wie beim Computerspiel Pocknack). Ich füttere es, damit es mich nicht frißt. Es frißt alles. Es muß in einem Raum mit Metalltüren eingesperrt werden.
     04; C 30; 7. Tag

273. Nach einem Seminar will ich mit einer Kollegin zum Essen fahren. Erst habe ich mich verfahren und muß wieder umkehren. Alle Plätze sind besetzt. Wir müssen warten. In einem Nebenraum bei einer Gesellschaft ist schließlich ein Tisch frei, es ist sehr ungemütlich. Wir wollen gehen. Ein Mann kommt herein. Er zeigt mir ein Tier (Schlange, Fisch oder so ähnlich). Das hat mich erschreckt und geekelt. Endlich bin ich aufgestanden und habe gesagt ich gehe.
     04; C 30; 9. Tag

274. Traum von etwas sehr Schönem.
     04; C 30; 10. Tag

275. Ich habe aus der Erde einen kristallenen Stab ausgegraben.
     04; C 30; 13. Tag

276. Ich bin an einem Teich, es gibt Tiere, Insekten. Einige will ich haben, andere ekeln mich. Ich will sie nicht anfassen. Da habe ich sie mit dem Fuß in den Teich geschoben.
     04; C 30; 14. Tag

277. Mit einem Fahrrad unterwegs zu einem Seminar, da habe ich mich verfahren. Eine Ortschaft ist durch einen Fluß getrennt. Ich muß eine kleine Brücke überqueren. Ich nehme eine Abkürzung um in den anderen Stadtteil zu gelangen. Aber ich habe die genaue Adresse vergessen und auch das Anschreiben mit der Adresse darauf. Ich gehe auf Verdacht in ein Haus. Aber das Seminar, das dort stattfindet, ist nicht das richtige. Hier waren nur Kinder. Unterwegs frage ich jetzt nach dem Weg. Den habe ich jetzt plötzlich gefunden. Vorher bin ich daran schon 2x vorbeigefahren. Ich komme natürlich viel zu spät. Die Teilnehmer kommen im Bademantel aus einer Sauna. Ich entschuldige mich. Der Seminarleiter sagt, das macht nichts. Ich soll ihm nur eine Kopie des Zahlungsschecks bringen. Ich sage ja, obwohl ich genau weiß, daß ich so etwas nicht habe.
     04; C 30; 15. Tag

278. Traum von Tieren. 2 Schäferhunde kommen vor, einer hat mich am linken Arm gepackt. Ein Löwe verschlingt ein vorbereitetes Festessen. Kühe

und ein ganzer Zirkus mit Elefanten und anderen Tieren marschieren auf der Landstraße.
04; C 30; 18. Tag

279. Traum von Hunden und Katzen.
04; C 30; 19. Tag

280. Traum von Schildkröten.
04; C 30; 20. Tag

281. Wanderung an steilen Felsen entlang. Normalerweise macht mir das Angst. Ich überwinde die Angst und kann gehen. Gefühl: Siehste, du kannst es doch.
07; C 30; 2. Tag

282. Zusammen mit einem kleinen Jungen und seiner Mutter. Der Junge ist sehr liebenswert. Er entwickelt sich schnell zu einem selbständigen Kind.
07; C 30; 2. Tag

283. Träume mit dem Gefühl, bedrängt zu sein und verfolgt zu werden.
07; C 30; 6. Tag

284. Träumt, sie will irgendwohin und erreicht das Ziel nicht.
07; C 30; 8. Tag

285. Träume, die ein wohliges Gefühl hinterlassen haben.
07; C 30; 10. Tag

286. Mußte immer etwas machen, wandern, im Urlaub, Spaß mit den Leuten etwas zu machen.
07; C 30; 12. Tag

287. Drei Bergsteiger erklimmen steile, schneebedeckte Berge. Einer stürzt ab. Sie waren auch unvernünftig. Einer macht sich Vorwürfe, daß die Tour zu schwierig war.
08; C 30; 2. Tag

288. Ich war mit Mamma am Fluß beim Nacktbaden.
08; C 30; 4. Tag

289. Ich sehe auf einer Landkarte eine Insel in der Nähe des Festlandes. Dort wollte ich zur Erholung hinfliegen.
11; C 30; 4. Tag

290. Erotische Träume.
11; C 30; 5. Tag

291. Große Mengen Fleisch (gebraten, gekocht, roh, alle Varianten) fliegen auf mich zu, liegen überall herum. Ich bin völlig umgeben von Fleisch, Fleisch, Fleisch. Der kleine Impuls ist da, das Fleisch zu essen. Die Abscheu überwiegt. [Bemerkung: Proband ist seit 10 Jahren Vegetarier] 11; C 30; 9. Tag

292. Ich bin auf einem hohen Turm. Die Luft ist frisch und klar. Es weht ein starker Wind. Grandiose Aussicht. Beim Nachuntensehen wird mir schwindlig. Immer wieder tauchen Falken auf, die vom Wind getrieben knapp an mir vorbei fliegen. Schließlich balancierte ich in großer Höhe über Holzrollen. Die Angst abzustürzen war groß.
11; C 30; 13. Tag

293. Ich habe die Einnahme der ersten Globuli vergessen, die zweite Gabe habe ich dann aus dem Fenster geworfen und ständig überlegt, ob ich es zugeben soll oder nicht. Plötzlich waren noch mehr Globuli im Döschen, aber rote. Eine durchsichtige Kapsel mit kleinen roten Kügelchen war halb voll.
12; C 30; 1. Tag

294. Habe in einem Laden eine Uhr aus Löwenleder mit dem astrologischen Zeichen des Löwens auf dem Zifferblatt genommen. Ein Begleiter ebenso. In der linken Jackentasche war die Uhr, rechts war eine dicke Silberkette. Im Rucksack war ein Schal, den ich bezahlt habe. Ein großer dicker Mann mit blonden schulterlangen Haaren kam auf uns zu und meinte, er sei der Chef und möchte uns kontrollieren. Wegen der Uhr hatte ich Panik, aber es verlief glimpflich.
12; C 30; 1. Tag

295. Es ging um Hunde. Eine Frau wollte einen Hund mitnehmen, war aber nicht gut zu ihm. Wir wollten ihn behalten.
12; C 30; 2. Tag

296. Ein alter Mann mit vielen Falten im Gesicht. Er trägt einen Blaumann. Er war immer freundlich zu allen. Er lächelte immer. Vor allem half er den Obdachlosen. Dieser Mann starb plötzlich. Die Beerdigung fand auf einem Waldfriedhof statt. Alle waren fassungslos genau wie ich. Viele weinten bei der Beerdigung, ich konnte das nicht, ich hatte einen Klos im Hals. Obwohl ich so gerne weinen wollte, es ging nicht. Ich war traurig.
12; C 30; 6. Tag

297. Wir stehen auf einem Balkon und schauen ziemlich tief auf einen Fluß.

Es war ziemlich schlammig. Plötzlich schnellt ein Fisch ans Ufer, blitzschnell. Auf seinem Körper sieht man sein Skelett. Er war weiß und gefährlich. Außerdem war da ein kleiner, ganz bunter Fisch. Blau und gelb, der sah aus wie ein Wellensittich. Auch der kam irgendwie ans Ufer. Aber er konnte nicht mehr ins Wasser zurück und so vergrub er sich im Schlamm.
12; C 30; 7. Tag

298. Ein Feriencamp. Zwei Schulklassen. Wir haben eine Art Wettbewerb. In einem Speisesaal sitzen wir uns an einer langen Tafel gegenüber. Die gegnerische Mannschaft hatte gelbe Trikots mit blauen Rändern an V-Ausschnitt und Armen. Das Gefühl war gegnerisch, kämpferisch.
12; C 30; 18. Tag

Fieber

299. Fieber über 39° C mit Schwitzen. Dabei Gliederschmerzen, Kopfschmerzen, Zahnschmerzen.
03; C 30; 9., 10. und 11. Tag

Schweiß

300. Ich schwitze sehr. Der Schweiß riecht etwas.
02; C 30; 13. Tag

301. Vormittags und nachmittags mehr geschwitzt. Unangenehmer Schweißgeruch.
02; C 30; 14. Tag

302. Schwitzt andauernd. Obwohl es sehr heiß ist, zieht sie sich nicht leicht an, aus Angst sich zu verkühlen.
03; C 30; 12. Tag

303. Beim Aufwachen schwitze ich.
07; C 30; 3. Tag

304. Ich schwitze oft, auch tagsüber.
07; C 30; 4. Tag

305. Schweißausbruch, plötzlich und kurz am Vormittag.
07; C 30; 15. Tag

306. Starker Nachtschweiß bei einer Erkältung.
11; C 30; 16. Tag

307. Schwitzen.
10; C 30; 17. Tag

308. Schweißausbrüche mit Hitzewallungen sind deutlich weniger und von leichterer Intensität.
04; C 30; 1. Tag

Haut

309. Ein relativ kurzes Sonnenbad bewirkt ungewöhnlich starke Rötung der Brusthaut und des Bauches. Am Abend entsteht ein sehr schmerzhafter Sonnenbrand. Alleine das Duschen verursacht Schmerzen. Ungewöhnlich ist die Heftigkeit des Sonnenbrandes bei nur kurzem Sonnenbad.
09; C 30; 14. Tag

310. Die Haut reagiert sehr stark, Rötungen. Ich sitze mit rückenfreiem Shirt auf einem Korbgeflechtstuhl. Der ganze Rücken ist großflächig gerötet. Es juckt nicht, wird schlimmer wenn ich reibe. Es dauert 1 Stunde bis sie sich zurückgebildet hat.
01; C 30; 12. Tag

311. Wenn die Haut juckte und ich kratzte, kam es in diesem Bereich zu einer fast quaddelartigen Rötung.
02; C 30; GG

312. An sonnenexponierten Stellen, vor allem im Halsbereich, sind rote Flekken aufgetreten. Diese Sonnenallergie hatte ich vor Jahren einmal im Süden. Jetzt kam es wieder.
06; C 30; GG

313. Ein starker Juckreiz, der als sehr unangenehm erlebt wird. Zuerst an der Oberseite der Unterarme beidseits bis zu den Ellenbogen. Dann beide Wangen, Hals, Fußknöchel beidseits, Oberlippe, Kinn und behaarter Kopf. Ein Juckreiz so stark wie noch nie. Anhaltend für mehr als 2 Stunden. Kratzen linderte nicht. Kaltes Wasser hatte keinen Einfluß. Ich war nervös und gereizt. Die Patienten sind anwesend, ich möchte, daß es niemand merkt. Ich habe Angst vor einer weiteren Verschlimmerung.
10; C 30; 1. Tag

314. Ab 17.00 Uhr Jucken der Wangen, der Nasenflügel und Nasenspitze, der Oberlippe, des Kinns und des behaarten Kopfes. Juckreiz in den Ohren, am Oberschenkel und der Unterschenkelvorderseite bis zu den Füßen. Am stärksten juckte der Rücken bis in den Lendenbereich. Ich war genervt, habe deshalb eine Verabredung zum Essen abgesagt. Erst um

22.00 Uhr wurde es besser. Mir waren meine zwei Hände zu wenig zum Kratzen. Am schlimmsten war es im Rückenbereich, wo man nicht kratzen kann.
10; C 30; 7. Tag

315. Erwacht um 3.30 Uhr erneut mit Juckreiz. Ich konnte deshalb nicht mehr schlafen. Die restliche Nacht mit Fernsehen verbracht.
10; C 30; 8. Tag

Allgemeines

316. Starke Müdigkeit, ich habe mich nachmittags hingelegt.
02; C 30; 13. Tag

317. Starke Müdigkeit, nachmittags 2 Stunden geschlafen. Ich war überrascht, daß ich so lange schlafen konnte. Sonst schlafe ich nur kurz, wache bald wieder auf.
02; C 30; 19. Tag

318. Total müde am Nachmittag. Obwohl ich das nicht wollte, habe ich von 15.00 - 19.30 Uhr geschlafen. Danach sehr erholt.
01; C 30; 6. Tag

319. Zwischen 15.30 und 16.30 Uhr ein Energietief. Ich bin schrecklich müde. Weiterlesen ist nicht möglich. Kurzer Schlaf ist sehr erholsam.
01; C 30; 11. Tag

320. Müde, matt und erschöpft zwischen 17.00 und 20.00 Uhr. Ich schlafe 1 Stunde und bin dann erholt.
01; C 30; 10. Tag

321. Schläft am Nachmittag zwischen 17.30 und 18.30 Uhr.
06; C 30; 19. Tag

322. Schlafverlangen tagsüber.
07; C 30; 13. und 14. Tag

323. Erschöpfung am Nachmittag, körperlich und psychisch. Abends bin ich im Kino fast eingeschlafen.
11; C 30; 4. Tag

324. Schwach und schlapp am Nachmittag. Große Erschöpfung. Wie soll ich die Arbeit nur schaffen.
06; C 30; 1. Tag

325. Müde und schwunglos in der Arbeit. Sonst habe ich immer mehr

Schwung.
02; C 30; 13. Tag

326. Ich bin nicht so spritzig und peppig wie sonst, irgendwie lasch.
02; C 30; GG

327. Antriebslosigkeit, kommt morgens schlecht aus dem Bett.
08; C 30; 13. Tag

328. Am 1. Tag der Periode mehr Schwung. Ich habe in der Wohnung aufge-
räumt. Sonst vermehrte Aktivität vor der Periode, am 1. Tag aber schlapp
und müde.
02; C 30; 7. Tag

329. Hitzewallungen deutlich weniger, leichter und kürzer. Seit 4 Monaten
Hitzewallungen im Rahmen des Klimakteriums. Plötzlicher Ausbruch
von Hitze und ich stehe unter Schweiß. Das kommt tagsüber 5 - 6 mal,
nachts 3 - 4 mal vor.
04; C 30; 1. Tag

330. Nachts keine Wallungen. Wieder eher ein Frösteln und Frieren wie vorher, bevor die Wallungen kamen.
04; C 30; 1. Tag

331. Wallungen bleiben leicht und reduziert.
04; C 30; 2. Tag

332. Zerschlagenheit wie bei einer Erkältung morgens beim Erwachen.
11; C 30; 7. Tag

333. Steifigkeit des ganzen Körpers.
11; C 30; 11. Tag

334. Zerschlagenheitsgefühl.
11; C 30; 18. Tag

Thematische Zusammenfassung (AMB)

Geistes- und Gemütsbereich

Hochgefühl, euphorische Grundstimmung

Vier Probanden beschreiben eine fröhliche Stimmung, „fast überschwappend". Voller Elan, unternehmungslustig, leicht gehobene Stimmung, freudig gestimmt, sehr gut gelaunt, leicht euphorisch, fröhlich, Euphorie den ganzen Tag.

Eine Probandin sagt, sie war „super gepowert" während der Beobachtungszeit. Fröhlichkeit gleich morgens nach dem Aufstehen. Sie ruft dem Spiegelbild einen „guten Morgen" zu.

Eine andere Probandin erwacht morgens gegen 5.30 Uhr gut gelaunt, fühlt sich total munter und geht morgens noch vor der Arbeit an der Isar spazieren.

Kraftvoll bei der Arbeit (09), sehr konzentriert (01), motiviert (12).

Direktheit, Heftigkeit, Reizbarkeit

Die Symptome hierfür kommen von Probanden 01, 02, 08, 10 und 11.

Anforderungen von Patienten und aus der Familie, Kritik und Widerspruch werden mit hoher Empfindsamkeit erlebt.
- „Es hat mich außerordentlich stark berührt."
- „Empfindlich gegen Kritik."
- „Lege jedes Wort auf die Goldwaage."

Die Reaktionen sind direkt und heftig und überraschen die Probanden sehr.
- „Bin direkt in meinen Äußerungen."
- „Äußere meinen Unmut. Es ist neu, daß ich das einfach so mache."
- „Unflexibel, sage, was mir nicht paßt."
- „Ich bin sonst mehr Herr der Lage."
- „Ich halte mich nicht mehr zurück."
- „Ich bin für 5 Minuten richtig ausgerastet."

Gereizt, ungeduldig, aufbrausend
- „Ich fahre sie an, ich bin aggressiv."
- „Plötzlicher Wutanfall."
- „Ich habe innerlich gebebt."
- „Ich weiß gar nicht, was der eigentliche Auslöser war. Es kam einfach über mich."

- „Ich wollte am liebsten alles hinschmeißen."

Es scheint, daß die Probanden diesen heftigen, aggressiven Emotionen schutzlos ausgeliefert waren. „Ich bin darüber bestürzt, daß ich aus der Haut gefahren bin." Auch der extreme Juckreiz von Probandin 10 ist mit enormer Reizbarkeit assoziiert. Sie spricht von Wut auf den Prüfungsleiter und den Supervisor.

Proband 11 beschreibt ein Wechselbad der Gefühle:
- „Ich bin seit einigen Tagen nicht mehr in meiner normalen Verfassung. Entweder zu depressiv-zurückgezogen, oder zu aggressiv."
- „Gefühl, den Test langsam abzubrechen" (12. Tag).

Rückzugstendenzen

Von Proband 07 und 08 werden diese Rückzugstendenzen am deutlichsten beschrieben. Proband 08 „will in Ruhe gelassen werden, niemand sehen. Ich habe mich ganz tief in mich verkrochen". Sie findet sich immer wieder „in alten Geschichten, alten Verletzungen, alten, tiefen Gefühlen."
- „Alles ist schlimm."

Für Proband 07 ist eine enorm gesteigerte Empfindsamkeit, Unsicherheit, ja Schutzlosigkeit der Grund für den Rückzug.
- „So kenne ich mich gar nicht, so empfindlich mit Rückzugstendenzen."
- „Ich habe mich so empfindsam gefühlt, jeder Windhauch kann mich umhauen."

Unsicherheit

Eine sonst selbständige, souveräne und aktive Probandin entwickelt das Gefühl der Unsicherheit.
- „Sonst fühle ich mich stark in mir, da kam ich mir eher schutzlos vor."
- „Ich fühle mich innerlich labil. Unsicherheit, ob ich mein Arbeitspensum gut schaffe und mache."
- „Ich bin in mir nicht sicher. Ich bin mir meiner Möglichkeiten nicht sicher. Unsicherheitsgefühl bei Routinearbeit, die sonst selbstverständlich erledigt wird."

Im Traum wandert sie steile Felsen entlang. Normalerweise macht ihr das Angst. Sie überwindet die Angst und kann gehen.
- Ihr Gefühl: „Siehste, du kannst es doch".

Konzentrationsschwäche, Vergeßlichkeit

(Probanden 01, 02, 03, 07, 09, 11)

Konzentrationsschwäche war ein nahezu durchgehendes Thema.

- „Verlangsamte Arbeitsweise. Gefühl, ich bin langsamer im Denken und im Bewegen."
- „Verlangsamt, vergeßlich und schwerfälliger."
- „Konzentrationsschwäche, das Gefühl, nichts auf die Reihe zu kriegen."
- „Gefühl, ich stehe neben mir."
- „Ich mußte mich bewußt auf die Arbeitsschritte konzentrieren."
- „Ich kann mich nicht konzentrieren, obwohl es nicht anders ist als sonst. Ein Gefühl von Leere im Kopf."

Worte und Buchstaben werden verwechselt. Sie sagt „ich fliege an" und nicht „ich piepse an" oder Lachsfell anstatt Dachsfell. „Selbst bemerke ich die Versprecher nicht."

Ein Proband muß immer das suchen, was er kurz zuvor in Händen hatte. Er weiß nicht mehr wo er es abgelegt hat. „Mein Handeln wirkt daher auf mich etwas konfus."

Ein anderer Proband bezeichnet sich als „phasenweise nicht gerade sehr präsent". Auch er kennt das Gefühl, wie neben sich zu sein, „nicht ganz bei sich, neben der Kappe".

Auch in den Träumen zeigt sich dieses Thema. Eine Probandin versucht im Traum mit einer Italienerin italienisch zu sprechen. Ihr kommen aber nur englische Worte über die Lippen.

Eine andere Probandin ist im Traum mit dem Auto unterwegs zu einem Seminar. Sie verfährt sich und muß wieder umkehren. In einem weiteren Traum verfährt sie sich wieder, sie befindet sich schließlich auf dem falschen Seminar und muß weitersuchen. Sie hat die genaue Adresse des Seminarortes vergessen „und auch das Anschreiben mit der Adresse darauf". Schließlich stellt sie fest, daß sie am eigentlichen Seminarhaus schon zweimal vorbei gefahren ist. Sie kommt „natürlich viel zu spät".

Probandin 12 träumt, sie hat die Einnahme der Prüfglobuli vergessen.

Nichts klappt, keiner kennt sich aus.

Proband 02 träumt von einer großen Halle mit vielen Nischen und Türen.

- „Ich kannte mich nicht aus, wußte nicht, wo es hingeht."

Ungeschicklichkeit

Der enorme Mangel an Konzentration äußert sich schließlich in einer Unge-schicklichkeit, die in der HAMSE auch zu Verletzungen führt.

Probandin 08 registriert bereits am 1. Tag: „Ich stoße oft mit den Füßen an".

Während Proband 09 die Dinge verlegt, lassen Probanden 02 und 10 die Dinge aus der Hand fallen. Patienten machen eine Probandin an zwei aufeinanderfol-genden Tagen darauf aufmerksam, daß ihr die Schlüssel beim Aufsperren der Türe aus der Hand fallen. Nach der Arbeit läßt sie ihre Autoschlüssel öfters fal-len. Zwei Probandinnen stürzen vom Fahrrad. „So etwas ist mir noch nie pas-siert".

Eine Probandin sticht sich mit einer Infusionskanüle, eine weitere verbrennt sich die Finger an einem heißen Grillrost. „Ich war wirklich blöd. Das heiße Git-ter lehnt am Grill und ich fasse hin."

Unentschlossenheit

Probandin 01 nimmt sich viel vor, aber nichts passiert. „Völlig entschlußlos." Offensichtlich gelingt es ihr nicht, sich auf einen Punkt zu konzentrieren. Ein Bekannter sagt, „du springst von Punkt zu Punkt".

Im Traum möchte sie in einer Bäckerei Rosinenbrötchen kaufen. „Ich stelle mich rechts an und die Entscheidung dauert lange, lange Zeit, ob ich sie nehme oder nicht."

Eine Probandin will [im Traum] mit ihrer Familie ein Fest besuchen. Sie kann sich nicht entscheiden, was sie anzieht und nimmt deshalb mehrere Sachen mit. „Wir fuhren in Richtung Fest und ich wußte immer noch nicht, was ich anzie-hen wollte, welche Handtasche, weiß oder schwarz."

Kopf

Kopfschmerzen zeigen sich in stechender, dumpfer und drückender Qualität. Erkältungskrankheiten sind mit Kopfschmerzen verbunden. Bei einer Proban-din bestand etwa seit einem Jahr ein „migräneartiger Kopfschmerz" mit starkem Druck oberhalb der Augen. Damit verbunden war Übelkeit, jedoch kein Erbre-chen. Die Anfallsfrequenz war fast wöchentlich. Im Rahmen der Prüfung kam es zu einem einmaligen Ereignis, das hinsichtlich der Intensität verstärkt war. Im Gruppengespräch weist sie daraufhin, daß sie die restliche Zeit nahezu kopf-schmerzfrei war. 30 Tage nach Beendigung der Beobachtungsphase sind die Be-schwerden noch nicht zurückgekehrt.

Juckreiz am behaarten Kopf zeigt sich bei einer Probandin im Rahmen massiver Juckreizattacken an den unterschiedlichsten Stellen des Körpers. Ein Hautausschlag ist nicht zu erkennen.

Auge

Losgelöst von Mitreaktionen im Nasen-Rachen-Raum und im Rahmen der Verschlimmerung eines saisonalen Schnupfens zeigen sich Sandgefühl, Brennen, Rötung der Augen, Lichtempfindlichkeit.

Ohren

Stechende, einschießende Schmerzen, wie scharfe Blitze. Druckempfindlichkeit im Bereich des äußeren Gehörgangs. Juckreiz in den Ohren oder am Ohrläppchen findet sich bei drei Prüfern. Hier wird die Beziehung zur klinischen Indikation „Heuschnupfen" deutlich. Interessant ist die Beschreibung einer Probandin, die den Juckreiz „ganz tief drin im Gang" erlebt.

Die bekannten Symptome Tinnitus oder Hörminderung bestätigten sich in der HAMSE. Eine Probandin erlebt ein Preifen im rechten Ohr, eine zweite hat für 2 Sek. das Gefühl „mein Gehör zu verlieren. Laute Geräusche in beiden Ohren".

Nase

Die HAMSE zeigt hier alle drei möglichen Reaktionsweisen. Probanden ohne Nasenprobleme entwickeln Schnupfen, eine verstopfte Nase oder Juckreiz. Probanden mit bekanntem saisonalen Schnupfen erleben bei bisher mildem Verlauf kurz nach der Einnahme der ersten Mittelgabe eine enorme Aggravation. (Für zwei Stunden ein ständiges Niesen ohne Unterbrechung. Dabei ist die Nase zu.) Eine Probandin (04) erlebt, daß 10 Minuten nach Einnahme der ersten Mittelgabe die seit etwa 4 Monaten verstopfte Nase völlig frei ist. Das freie Atmen hält den ganzen Tag an. Die klinische Diagnose „Heuschnupfen" bestätigt sich anhand der Nasensymptome. Wir finden Juckreiz im Nasenloch, an den Nasenflügeln, im Bereich der Nasenspitze und „Kitzeln des linken Nasenloches, wie ein Reiz mit einer Feder", bereits 30 Minuten nach der 2. Mittelgabe. Vereinzeltes Niesen kommt ebenso vor, wie Niesattacken, die über 2 Stunden anhalten.

Hautausschläge im Gesicht spielen sich im Bereich der Nase ab. Eine Probandin entwickelt einen ausgeprägten Herpes nasalis, der zuletzt 6 Jahre vor der HAMSE mit beeinträchtigtem Allgemeinbefinden aufgetreten war. Weitere 30 Tage nach der Beobachtungsphase rezidivieren die Herpesbläschen am linken Nasenloch in mitigierter Form. Pusteln auf der Nase sind im Rahmen der bei der Prüfung eindeutig vermehrten Akneneigung zu sehen.

Gesicht

Juckreiz am Kinn und an den Wangen. Pickel auf Stirn, Nase, der rechten Augenbraue und im Mundbereich.

Mund

Taubheitsgefühl im Bereich der Lippen, Gefühllosigkeit der Zunge, Juckreiz der Oberlippe, weisen auf den klinischen Bezug zur allergischen Diathese hin.

Trockenheit des Mundes, z.T. mit sehr viel Durst, zeigt sich bei den Probanden 02, 06, 10 und 12. Im Bereich der Schleimhäute finden sich Aphthen, die bei Probandin 12 ungewöhnlicherweise auftreten, bei Probandin 02 ein bekanntes Phänomen sind. Sie sind aber jetzt weniger schmerzhaft und heilen innerhalb von 2 Tagen ab. Das gleich gilt für eine „offene Stelle" im Zahnfleischbereich.

Äußerer Hals

Rote Flecken am Hals weisen auf eine vegetative Hyperreagibilität der Hautgefäße hin.

Der Juckreiz aus dem Schlaf heraus steht möglicherweise für die atopische Diathese.

Magen

Neben Heißhungerattacken, Hunger bald nach dem Essen und gesteigertem Hungergefühl finden wir auch verminderten Appetit und völlige Appetitlosigkeit. Kein Durst oder sehr viel Durst bei trockenem Mund. Eine Probandin, in deren Erstanamnese vermerkt ist „Verlangen Milch +++, täglich bis zu 1 l", trinkt während der Beobachtungsphase überhaupt keine Milch und gibt im Gruppengespräch an, daß sie eine Abneigung dagegen entwickelt hat. Eine Probandin klagt über Übelkeit eine halbe Stunde nach dem Essen, eine beschreibt zweimal Übelkeit nach einer Tasse schwarzen Tees.

Abdomen

Schmerzqualität stechend, plötzlich einschießend. Ungewöhnlich ist einmal die Ausstrahlung in die große Zehe links und die Empfindung, „als ob der Bauch mit einer Kordel zusammengezogen wird".

Blase

Insgesamt waren drei männliche Probanden beteiligt. Bei einem der Probanden war eine grundsätzliche Symptomenfreiheit bis relative Symptomenarmut zu verzeichnen. Die beiden anderen schildern ein häufigeres Wasserlassen. Proband 09 hatte konstant vom 5. bis 22. Tag in der Beobachtungsphase ein Nachträufeln nach dem Urinieren. - Für einen 25jährigen ein äußerst ungewöhnliches Symptom.

Menstruation

Bei drei Probandinnen zeigen sich Abweichungen von der üblichen Zykluslänge im Sinne eines verkürzten oder verlängerten Intervalls.

Brust

Auf der Haut zeigen sich Pustelbildung und die Neigung zu roten Flecken ohne Juckreiz.

Die Schmerzqualität ist stechend und drückend. Eine Probandin zeigt verstärkten und unregelmäßigen Herzschlag.

Rücken

Wir finden Steifigkeit im HWS- und LWS-Bereich, Zerschlagenheitsgefühl. Im Sinne des klinischen Bezugs zur allergischen Diathese findet sich Juckreiz („am stärksten im Rückenbereich, wo man nicht kratzen kann"). Auch die Neigung zur Akne bestätigt sich.

Extremitäten

Schmerzqualität stechend (linke große Zehe, Zehen links, Zehenspitzen rechts, rechte Schulter) und drückend. Kraftlosigkeit der Beine.

Empfindung wie betäubt oder starkes Kribbelgefühl.

Die rechte Hand ist warm, die linke Hand ist kalt.

Die Haut zeigt Juckreiz an unterschiedlichsten Stellen ohne Hautausschlag und mit dem besonderen Phänomen, daß sich die Haut nach dem Kratzen rötet (Dermographismus ruber). Juckreiz auch im Bereich einer kleinen Pustel mit Rötung. Die allgemeine Akneneigung zeigt sich auch in einem „Abszeß" im Bereich der rechten Pobacke. Ein juckend - papulöser Hautausschlag, der zum Kratzen zwingt, besteht am rechten Unterschenkel im Bereich der Achillessehne.

Schlaf

Unruhiger, unerquicklicher Schlaf. Prüferin 02, die im Vorfeld unter Schlafstörungen leidet, berichtet, sie habe im Beobachtungszeitraum „teilweise besser geschlafen".

Träume

Intensive und vermehrte Traumtätigkeit. Die Träume bleiben auch meist in Erinnerung. Träume von Tieren zeigen sich bei Probanden 01, 02, 03, 04, 11 und 12. Eine Probandin zeigt hier eine besondere Häufung. Sie träumt von folgenden Tieren: „Ameisen, Hahn, Schildkröte, Schlange, Fisch, Insekten, Schäferhunde, Löwe, Kühe, ein ganzer Zirkus mit Elefanten, Hunde, Katzen".

Schweiß

Vermehrtes Schwitzen, z.T. mit unangenehmem Schweißgeruch. Plötzliche Schweißausbrüche. Bei einer Probandin werden seit 4 Monaten bestehende Schweißausbrüche mit Hitzewallungen am 1. Tag nach Mitteleinnahme deutlich weniger und schwächer.

Haut

Juckreiz ohne Hautausschlag an unterschiedlichsten Stellen des Körpers. Dabei Bedürfnis zu kratzen. Kratzen lindert nicht.

Deutliche Übererregbarkeit der Hautgefäße im Sinne von roter Verfärbung der Haut, z.T. spontan, z.T. auf äußere Reize. Wir finden gehäuft rote, nicht juckende Flecken. Rötung nach dem Kratzen tritt auf, die im Gruppengespräch von einer Probandin als quaddelartig bezeichnet wurde. Auffallend ist die Reaktion einer Probandin, die sich mit rückenfreiem Shirt an einen Korbgeflechtstuhl lehnt. Es entwickelt sich eine nichtjuckende, großflächige Rötung, die sich nur langsam innerhalb von einer Stunde zurückbildet.

Auffallende Überempfindlichkeit gegen Sonnenexposition. Eine Probandin berichtet im Gruppengespräch, daß die Sonnenallergie, die sie vor Jahren im Urlaub im Süden hatte, wieder aufgetreten sei. Es kam zu roten Flecken an sonnenexponierten Stellen, vor allem im Halsbereich. Ein Proband entwickelt nach einem kurzen Sonnenbad einen ungewöhnlich starken Sonnebrand, der über Tage anhält und schließlich zu einem großflächigen Schälen der Haut führt.

Pustelbildung (Gesicht, Brust, Rücken, Extremitäten).

Herpes. Ein alter Herpes nasalis kehrt zurück, Bläschen im Mundbereich, Herpes auf der Zunge.

Die Intensität des Juckreizes ist bei einer Probandin quälend. Sie muß deshalb eine Verabredung absagen. „Mir waren meine zwei Hände zu wenig zum Kratzen." Ab 3.30 Uhr verbringt sie die restliche Nacht vor dem Fernseher, weil sie wegen Juckreiz nicht mehr schlafen kann.

Allgemeines

Müdigkeit und Erschöpfung:

Eine auffallend starke Müdigkeit und Erschöpfung zeigt sich gehäuft. Die Probanden 01, 02, 06, 07 schlafen tagsüber, vor allem nachmittags. Proband 11 ist „im Kino fast eingeschlafen".

Erkältungskrankheiten mit Zerschlagenheitsgefühl:

Drei Probanden erkranken an einer schweren Erkältung, z.T. mit Fieber, Kopfschmerzen, Zerschlagenheits- und schwerem Krankheitsgefühl. Zwei davon sind für mehrere Tage arbeitsunfähig.

Proband 05 entwickelt am 5. Tag „Kopf- und Gliederschmerzen, Gefühl wie Infekt, Übelkeit (Gefühl, gleich brechen zu müssen), allgemeine Schwäche, Nase zu". Er kennt diese Symptome eines sich anbahnenden Infektes. Am 6. Tag ist er wieder symptomfrei. Auf die Aufnahme seiner Symptome wird jedoch verzichtet, da an den restlichen Beobachungstagen keine weiteren Symptome zu erfassen sind.

Hitzewallungen:

Eine Probandin leidet seit 4 Monaten unter Hitzewallungen im Rahmen des Klimateriums. Beim plötzlichen Ausbruch von Hitze steht sie „unter Schweiß", tagsüber 5 - 6 mal, nachts 3 - 4 mal. Am 1. Tag der Mitteleinnahme reduzieren sich die Hitzewallungen und die Schweißneigung deutlich. Nachts hat sie überhaupt keine Wallungen, sie empfindet wieder ein „Frösteln und Frieren wie vorher, bevor die Wallungen kamen".

Therapeutische Effekte im Rahmen der Prüfung

Probandin 02: Seit einem Jahr bestehende migräneartig drückende Kopfschmerzen, die über den Augen lokalisiert sind und nahezu wöchentlich auftreten, zeigen sich im Beobachtungszeitraum und über 4 Wochen danach allenfalls leicht. Die Probandin kann heute besser ein- und durchschlafen. Sie schreibt abschließend: „Zu Hause in Kleinigkeiten nicht so genau, im Dienst ein bisschen lockerer. Ich konnte mich teilweise besser entspannen (war teilweise besser drauf)". Intensive und vermehrte Traumtätigkeit, vor allem in der 1. Woche der Prüfung.

Probandin 04: 10 Minuten nach der 1. Einnahme ist die seit Monaten verstopfte Nase frei, das freie Atmen hält über den Tag an. Nach der 2. Einnahme bessern sich die Hitzewallungen mit Schweißausbrüchen hinsichtlich Intensität, Dauer und Frequenz. Beide Effekte sind aber nur vorübergehend.

Ergänzungen aus einer aktuellen Prüfung von Rosa damascena

Die Kollegen BILLMAYER und HABERSTOCK haben 1998 eine „Arzneimittelprüfung an 5 Gesunden" mit Rosa damascena durchgeführt. JÖRG HABERSTOCK stellte mir sein unveröffentlichtes Script dankenswerterweise zur Verfügung.

Entsprechungen zur im Krankenhauses für Naturheilweisen durchgeführten HAMSE finden sich in den Heuschnupfensymptomen, der stechenden Schmerzqualität und der auffallenden Änderung der Energie. Auch hier berichten die fünf Prüfer von starker Müdigkeit oder geistiger Wachheit.

Interessant ist, daß zwei auffallende Themenbereiche aus dem Geistes- und Gemütsbereich den Phänomenen unserer HAMSE entsprechen.

Vergeßlichkeit: Eine Prüferin klagt über Vergeßlichkeit: „Entzetzlich vergeßlich, vergaß Namenstag, Termine, wußte nicht, was ich eigentlich sagen sollte", „habe Etliches vergessen, z.B. Fax geschrieben, vergessen abzuschicken und vergessen, daß ich es ja nicht abgeschickt habe und war verwundert, warum der andere nichts weiß". „Mich nervt z.Zt. furchtbar meine Vergeßlichkeit - liegt es daran, daß ich zuviel vor habe und tue oder ist es z.Zt. einfach so. [...] Ich habe z.Zt. schon sehr viel vor - muß jede Kleinigkeit aufschreiben, und wenn es nur das Brotkaufen ist, sonst vergesse ich es."

Änderung im Konfliktverhalten: „Kompromißbereiter, ich bin ja ziemlich stur, sage sonst nein, konnte ich nicht so gut haben, wenn sie bocken, bin eher einen Schritt zurückgegangen, weil ich nicht ertragen konnte, wenn es Streit gab im Haus."

Vielleicht entspricht diese Gemütsbeschreibung im Umkehrschluß den Erfahrungen unserer Prüfer. Hier wird direkt der Unmut geäußert von Probanden, für die das sonst sehr ungewöhnlich ist, ja die sogar „darüber bestürzt" sind, daß sie „aus der Haut" fahren.

Die Probandin in der Prüfung von HABERSTOCK und BILLMAYER macht genau die gegenteilige Erfahrung. Ziemlich stur und sonst neinsagend wird sie kompromißbereiter und kann Streit nicht ertragen.

Literaturverzeichnis

BILLMAYER, S., HABERSTOCK, J.: *Rosa damascena. Eine Arzneimittelprüfung an fünf Gesunden*, unveröffentlichtes Skriptum.

GLÜCK, W.: *Homöopathische Arzneimittel-Selbsterfahrung*, Deutsches Journal für Homöopathie, 4/96, 296-303.

RILEY, D. S.: *Homöopathische Arzneimittelprüfungen - Grundlagen und Praxis*, HomInt RSD Newsletter 1/96.

SHERR, J.: *Die homöopathische Arzneimittelprüfung*, Fagus-Verlag, Rösrath 1998.

Repertorium zu Rosa damascena

Bei der Übertragung der Prüfungssymptome in Repertoriumsrubriken wurden in erster Linie die verwendet, die sich in hoher Intensität und / oder in häufiger Übereinstimmung bei den Probanden zeigten.

Auf die Übernahme durchaus interessanter Phänomene, die diese Kriterien nicht erfüllten, wurde verzichtet (z.b. Gefühl, etwas arrogant zu sein, 11; C 30; 9. Tag oder Stuhlgang sehr hart. Normalerweise keine Probleme, 02; C 30; 13. Tag).

Aufgrund fehlender klinischer Erfahrung mit Rosa damascena wurde grundsätzlich die Wertigkeit 1 gewählt. Wertigkeit 2 kam nur zur Anwendung bei hoher Intensität, großer Übereinstimmung unter den Probanden und bei Bestätigung der bekannten wenigen klinischen Symptome.

Die unter der Abkürzung *Ros-d.* in den Repertorien bereits eingeführte Damaszenerrose findet sich in der klinischen Rubrik „Nase - Heuschnupfen", die aufgrund der Symptomenentsprechung in der HAMSE übernommen wurde.

Die Anordnung und Wortwahl der Rubriken entspricht dem Repertorium Synthesis Version 7.01; Radar 7.1. Am rechten Rand ist jeweils der Grad (Grd.) angegeben und die Anzahl der Arzneimittel in der Rubrik (Anz.)

Kursiv gesetzte Symptome sind Symptome im *2. Grad.*

Neu eingeführte Repertoriumsrubriken sind daran zu erkennen, daß die Anzahl von Arzneimitteln 1 beträgt.

Gemüt / Mind

Nr.	Symptom	Grd.	Anz.
1.	Empfindlich (= überempfindlich)	1	199
	SENSITIVE		
2.	Euphorie	1	16
	EUPHORIA		
3.	*Fehler; macht - Sprechen, beim*	2	85
	MISTAKES; MAKING - SPEAKING, IN		
4.	Fehler; macht - Sprechen, beim - Worte - falsche Worte; benutzt	1	62
	MISTAKES; MAKING - SPEAKING, IN - WORDS - WRONG WORDS; USING		

Nr.	Symptom	Grd.	Anz.
5.	*Froh*	2	199
	CHEERFUL		
6.	Froh - morgens	1	24
	CHEERFUL - MORNING		
7.	*Gehobene Stimmung*	2	8
	ELATED		
8.	Gesellschaft - Abneigung gegen	1	168
	COMPANY - AVERSION TO		
9.	Hochgefühl	1	119
	EXHILARATION		
10.	*Konzentration - schwierig*	2	284
	CONCENTRATION - DIFFICULT		
11.	Konzentration - schwierig - Arbeit, bei der	1	3
	CONCENTRATION - DIFFICULT - WORKING, WHILE		
12.	Konzentration - schwierig - Versuch sich zu konzentrieren; beim - Leere; hat ein Gefühl der	1	12
	CONCENTRATION - DIFFICULT - ATTEMPTING TO CONCENTRATE; ON - VACANT FEELING; HAS A		
13.	*Langsamkeit*	2	77
	SLOWNESS		
14.	Langsamkeit - Arbeit, bei der	1	4
	SLOWNESS - WORK, IN		
15.	Langsamkeit - Bewegung, bei der	1	14
	SLOWNESS - MOTION, IN		
16.	Langsamkeit - Denken; beim	1	1
	SLOWNESS - THINKING; OF		
17.	Langsamkeit - Entschlüssen, Entscheidungen; bei	1	3
	SLOWNESS - PURPOSE, OF		
18.	*Reizbarkeit, Gereiztheit*	2	435
	IRRITABILITY		
19.	*Reizbarkeit, Gereiztheit - Jucken, durch*	2	2
	IRRITABILITY - ITCHING, FROM		
20.	Reizbarkeit, Gereiztheit - plötzlich	1	3

Nr.	Symptom	Grd.	Anz.
	IRRITABILITY - SUDDEN		
21.	Unentschlossenheit	1	154
	IRRESOLUTION, INDECISION		
22.	Unentschlossenheit - Handlungen, in	1	9
	IRRESOLUTION, INDECISION - ACTS, IN		
23.	Ungeduld	1	139
	IMPATIENCE		
24.	Ungeduld - Arbeit; bei der	1	4
	IMPATIENCE - WORKING; WHEN		
25.	*Ungeschicklichkeit*	2	47
	AWKWARD		
26.	Ungeschicklichkeit - fallen, läßt Dinge	1	28
	AWKWARD - DROPS THINGS		
27.	Ungeschicklichkeit - stößt gegen Sachen	1	10
	AWKWARD - STRIKES AGAINST THINGS		
28.	Unsicherheit; geistige	1	12
	INSECURITY; MENTAL		
29.	Unsicherheit; geistige - Arbeit; bei der	1	1
	INSECURITY; MENTAL - WORKING; WHEN		
30.	*Vergeßlich*	2	204
	FORGETFUL		
31.	Verletzlich, verwundbar	1	1
	VULNERABLE		
32.	Verweilt - vergangenen unangenehmen Ereignissen; bei	1	48
	DWELLS - PAST DISAGREEABLE OCCURRENCES, ON		
33.	*Zorn (= Jähzorn, Ärgerlichkeit, üble Laune, Verdruß)*	2	259
	ANGER		
34.	Zorn - heftig	1	81
	ANGER - VIOLENT		
35.	Zorn - Widerspruch, durch	1	38
	ANGER - CONTRADICTION; FROM		

Kopf / Head

Nr.	Symptom	Grd.	Anz.
36.	*Jucken der Kopfhaut* ITCHING OF SCALP	2	166
37.	Jucken der Kopfhaut - Hautausschläge - ohne ITCHING OF SCALP - ERUPTIONS - WITHOUT	1	2
38.	Jucken der Kopfhaut - Kratzen - nicht amel. nach ITCHING OF SCALP - SCRATCHING - NOT AMEL. AFTER	1	6
39.	Schmerz - begleitet von - Nase; Verstopfung der PAIN - ACCOMPANIED BY - NOSE; OBSTRUCTION OF	1	7
40.	*Schmerz - Erkältung - durch* PAIN - COLD - TAKING, FROM	2	44
41.	Schmerz - Zahnschmerzen, mit PAIN - TOOTHACHE, WITH	1	12
42.	Schmerz - drückend PAIN - PRESSING	1	222
43.	*Schmerz - drückend - Stirn - Augen - über den Augen* PAIN - PRESSING - FOREHEAD - EYES - OVER	2	121
44.	Schmerz - dumpf PAIN - DULL PAIN	1	216
45.	*Schmerz - stechend* PAIN - STITCHING	2	186

Auge / Eye

Nr.	Symptom	Grd.	Anz.
46.	Farbe - rot DISCOLORATION - RED	1	194
47.	Hautausschläge - Augenbrauen - um die - Pickel ERUPTIONS - EYEBROWS - ABOUT - PIMPLES	1	5
48.	Jucken ITCHING	1	130
49.	Jucken - Schnupfen, beim ITCHING - CORYZA, DURING	1	2
50.	Photophobie	1	178

Nr.	Symptom	Grd.	Anz.
	PHOTOPHOBIA		
51.	Photophobie - Licht - Sonnenlicht	1	31
	PHOTOPHOBIA - LIGHT - SUNLIGHT		
52.	Photophobie - Licht - Tageslicht	1	45
	PHOTOPHOBIA - LIGHT - DAYLIGHT		
53.	Schmerz - brennend (= beißend, scharf)	1	224
	PAIN - BURNING (= SMARTING / BITING)		
54.	Schmerz - brennend - Licht - agg.	1	5
	PAIN - BURNING - LIGHT - AGG.		
55.	*Schmerz - drückend, Druck etc. - Kopfschmerzen, bei*	2	7
	PAIN - PRESSING, PRESSURE, ETC. - HEADACHE, DURING		
56.	Schmerz - Sand, wie durch	1	111
	PAIN - SAND, AS FROM		
57.	Schmerz - Sand, wie durch - Reiben agg.	1	2
	PAIN - SAND, AS FROM - RUBBING AGG.		
58.	Tränenfluß - Kopfschmerzen, bei	1	33
	LACHRYMATION - HEADACHE, DURING		

Ohr / Ear

Nr.	Symptom	Grd.	Anz.
59.	Geräusche im Ohr, Ohrgeräusche	1	294
	NOISES IN		
60.	Geräusche im Ohr, Ohrgeräusche - Pfeifen	1	34
	NOISES IN - WHISTLING		
61.	*Jucken - Gehörgang*	2	112
	ITCHING - MEATUS		
62.	Jucken - Gehörgang - Schlaf, im	1	2
	ITCHING - MEATUS - SLEEP, DURING		
63.	Jucken - Gehörgang - tief im Gehörgang; sehr	1	1
	ITCHING - MEATUS - DEEP IN MEATUS; VERY		
64.	Jucken - Ohrläppchen	1	19
	ITCHING - LOBES		
65.	Schmerz - Druck, bei - Gehörgang; auf den äußeren	1	1

Nr.	Symptom	Grd.	Anz.
	PAIN - PRESSURE, ON - MEATUS; ON THE EXTERNAL		
66.	Schmerz - lanzinierend	1	37
	PAIN - LANCINATING		
67.	*Schmerz - stechend*	2	190
	PAIN - STITCHING		

Nase / Nose

Nr.	Symptom	Grd.	Anz.
68.	Absonderung	1	2
	DISCHARGE		
69.	Absonderung - blutig	1	143
	DISCHARGE - BLOODY		
70.	Heuschnupfen	1	88
	HAYFEVER		
71.	*Jucken*	2	141
	ITCHING		
72.	Jucken - links - Feder; wie durch eine	1	1
	ITCHING - LEFT - FEATHER; AS FROM A		
73.	Jucken - Nasenflügel	1	14
	ITCHING - WINGS		
74.	Jucken - Nasenlöcher	1	10
	ITCHING - NOSTRILS		
75.	Jucken - Nasenspitze	1	31
	ITCHING - TIP		
76.	Nasenbluten	1	264
	EPISTAXIS		
77.	*Niesen*	2	282
	SNEEZING		
78.	*Niesen - anfallsweise*	2	31
	SNEEZING - PAROXYSMAL		
79.	Niesen - anfallsweise - lang anhaltende Anfälle	1	2
	SNEEZING - PAROXYSMAL - PROLONGED PAROXYSMS		
80.	*Schnupfen*	2	251

Nr.	Symptom	Grd.	Anz.
	CORYZA		
81.	Schnupfen - Kopfschmerzen, mit	1	2
	CORYZA - HEADACHE, WITH		
82.	Trockenheit - innen in der	1	190
	DRYNESS - INSIDE		
83.	Trockenheit - innen in der - Schnupfen; mit	1	2
	DRYNESS - INSIDE - CORYZA, WITH		
84.	*Verstopfung*	2	195
	OBSTRUCTION		

Gesicht / Face

Nr.	Symptom	Grd.	Anz.
85.	*Hautausschläge - Akne*	2	110
	ERUPTIONS - ACNE		
86.	Hautausschläge - Akne - Nase	1	9
	ERUPTIONS - ACNE - NOSE		
87.	Hautausschläge - Akne - Stirn	1	31
	ERUPTIONS - ACNE - FOREHEAD		
88.	Hautausschläge - Bläschen - Mund - Mundwinkel	1	11
	ERUPTIONS - VESICLES - MOUTH - CORNERS		
89.	Hautausschläge - Flecken - rot - Mund - Mundwinkel	1	1
	ERUPTIONS - SPOTS - RED - MOUTH - CORNERS OF		
90.	*Hautausschläge - Herpes - Nase*	2	22
	ERUPTIONS - HERPES - NOSE		
91.	*Jucken*	2	98
	ITCHING		
92.	Jucken - Kinn	1	36
	ITCHING - CHIN		
93.	Jucken - Lippen - Oberlippe	1	16
	ITCHING - LIPS - UPPER		

Mund / Mouth

Nr.	Symptom	Grd.	Anz.
94.	*Aphthen*	2	128
	APHTHAE		
95.	Gefühllosigkeit, Taubheit - Lippen	1	1
	NUMBNESS - LIPS		
96.	Gefühllosigkeit, Taubheit - Zunge - linke Seite und Zungenspitze	1	1
	NUMBNESS - TONGUE - LEFT SIDE AND TIP		
97.	Geschmack - bitter	1	247
	TASTE - BITTER		
98.	Hautausschläge - Herpes - Zunge; auf der	1	3
	ERUPTIONS - HERPES - TONGUE; ON		
99.	Schleimhaut - Exkoriation - Stellen, an einzelnen	1	5
	MUCOUS MEMBRANE - EXCORIATION - PLACES, IN		
100.	Schwellung - Unterlippe - rechts	1	1
	SWELLING - LIP; LOWER - RIGHT		
101.	*Trockenheit*	2	226
	DRYNESS		
102.	Trockenheit - nachts	1	39
	DRYNESS - NIGHT		
103.	Trockenheit - nachts - Erwachen, beim	1	7
	DRYNESS - NIGHT - WAKING, ON		
104.	Trockenheit - Durst; mit	1	59
	DRYNESS - THIRST, WITH		
105.	*Trockenheit - Schnupfen, beim*	2	2
	DRYNESS - CORYZA, DURING		

Äußerer Hals / External Throat

Nr.	Symptom	Grd.	Anz.
106.	Farbe - rot - Flecken, in	1	9
	DISCOLORATION - REDNESS - SPOTS; IN		
107.	Jucken	1	35
	ITCHING		

Magen / Stomach

Nr.	Symptom	Grd.	Anz.
108.	Appetit - fehlend (= Appetitlosigkeit) APPETITE - WANTING	1	232
109.	Appetit - Heißhunger (= übermäßiger Appetit) APPETITE - RAVENOUS	1	164
110.	Appetit - Heißhunger - Essen - nach dem Essen; bald APPETITE - RAVENOUS - EATING - AFTER EATING; SOON	1	33
111.	Appetit - vermehrt (= Hunger im allgemeinen) APPETITE - INCREASED (= HUNGER)	1	196
112.	Appetit - vermindert APPETITE - DIMINISHED	1	156
113.	Durst THIRST	1	297
114.	Durstlos THIRSTLESS	1	117
115.	Übelkeit - Essen - nach NAUSEA - EATING - AFTER	1	129
116.	Übelkeit - Tee, nach NAUSEA - TEA, AFTER	1	4

Abdomen / Abdomen

Nr.	Symptom	Grd.	Anz.
117.	Schmerz - stechend (= scharf, schießend etc.) PAIN - STITCHING (= STICKING, ETC.)	1	120
118.	Schmerz - stechend - erstreckt sich zu - Zehe; große - links PAIN - STITCHING - EXTENDING TO - TOE; FIRST - LEFT	1	1
119.	Schmerz - zusammenziehend - Schnur zusammengezogen; wie mit einer PAIN - CONTRACTING - CORD; AS IF CONTRACTED BY A	1	1

Blase / Bladder

Nr.	Symptom	Grd.	Anz.
120.	Urinieren - häufig	1	222

Nr.	Symptom	Grd.	Anz.
	URINATION - FREQUENT		
121.	Urinieren - tröpfelnd - Urinieren - nach	1	42
	URINATION - DRIBBLING - URINATION - AFTER		

Weibliche Genitalien / Femal Genitalia/Sex

Nr.	Symptom	Grd.	Anz.
122.	Menses - häufig, zu	1	269
	MENSES - FREQUENT; TOO		
123.	Menses - lange sich hinziehend	1	143
	MENSES - PROTRACTED		
124.	Menses - spät, zu	1	182
	MENSES - LATE, TOO		

Husten / Cough

Nr.	Symptom	Grd.	Anz.
125.	Kitzelhusten - nachts	1	18
	TICKLING - NIGHT		
126.	Trocken (= ohne Auswurf)	1	309
	DRY		
127.	Trocken - Kitzeln, durch - Kehlkopf, im	1	59
	DRY - TICKLING, FROM - LARYNX; IN		
128.	Trocken - Reizung im Kehlkopf	1	17
	DRY - IRRITATION IN LARYNX		

Brust / Chest

Nr.	Symptom	Grd.	Anz.
129.	Farbe - rot - Flecken	1	17
	DISCOLORATION - REDNESS - SPOTS		
130.	Hautausschläge - Pusteln	1	28
	ERUPTIONS - PUSTULES		
131.	Hautausschläge - Achselhöhle - Flecken - rot	1	1
	ERUPTIONS - AXILLA - BLOTCHES - RED		
132.	Herzklopfen	1	236

Nr.	Symptom	Grd.	Anz.
	PALPITATION OF HEART		
133.	Herzklopfen - unregelmäßig	1	14
	PALPITATION OF HEART - IRREGULAR		
134.	Schmerz - drückend - Einatmen	1	9
	PAIN - PRESSING - INSPIRATION		
135.	Schmerz - stechend - Herz	1	137
	PAIN - STITCHING - HEART		

Rücken / Back

Nr.	Symptom	Grd.	Anz.
136.	Hautausschläge - Akne	1	6
	ERUPTIONS - ACNE		
137.	*Jucken*	2	82
	ITCHING		
138.	*Jucken - Lumbalregion*	2	33
	ITCHING - LUMBAR REGION		
139.	Schmerz - Dorsalregion - Schulterblätter - rechts	1	25
	PAIN - DORSAL REGION - SCAPULAE - RIGHT		
140.	Steifheit	1	104
	STIFFNESS		
141.	Steifheit - Lumbalregion	1	16
	STIFFNESS - LUMBAR REGION		
142.	Steifheit - Zervikalregion	1	181
	STIFFNESS - CERVICAL REGION		

Extremitäten / Extremities

Nr.	Symptom	Grd.	Anz.
143.	Gefühllosigkeit, Taubheit - Hände	1	129
	NUMBNESS - HAND		
144.	Gefühllosigkeit, Taubheit - Hände - Erwachen, beim	1	6
	NUMBNESS - HAND - WAKING, ON		
145.	Gefühllosigkeit, Taubheit - Beine - Sitzen - beim	1	22
	NUMBNESS - LOWER LIMBS - SITTING - WHILE		

Nr.	Symptom	Grd.	Anz.
146.	Hautausschläge - juckend	1	27
	ERUPTIONS - ITCHING		
147.	Hautausschläge - Pusteln	1	43
	ERUPTIONS - PUSTULES		
148.	Hautausschläge - Gesäß - Pusteln	1	7
	ERUPTIONS - NATES - PUSTULES		
149.	Jucken - Unterarm	1	53
	ITCHING - FOREARM		
150.	Jucken - Unterarm - roter Fleck beim Kratzen	1	2
	ITCHING - FOREARM - RED SPOT ON SCRATCHING		
151.	Jucken - Oberschenkel	1	72
	ITCHING - THIGH		
152.	Jucken - Unterschenkel	1	64
	ITCHING - LEG		
153.	Jucken - Unterschenkel - abends - Bett, im	1	3
	ITCHING - LEG - EVENING - BED, IN		
154.	Kälte - Hände - links - Wärme der rechten Hand; mit	1	1
	COLDNESS - HANDS - LEFT - WARMTH OF LEFT HAND; WITH		
155.	Kribbeln - Beine - Sitzen, im	1	14
	TINGLING - LOWER LIMBS - SITTING, WHILE		
156.	Schmerz - Gelenke - Bewegung, bei - amel.	1	20
	PAIN - JOINTS - MOTION - AMEL.		
157.	*Schmerz - stechend*	2	107
	PAIN - STITCHING		
158.	Schmerz - stechend - Schulter - rechts	1	13
	PAIN - STITCHING - SHOULDER - RIGHT		
159.	Schmerz - stechend - Zehen	1	91
	PAIN - STITCHING - TOES		
160.	Schmerz - stechend - Zehen - große Zehe	1	75
	PAIN - STITCHING - TOES - FIRST		
161.	Schmerz - ziehend - Schulter	1	93
	PAIN - DRAWING - SHOULDER		
162.	Schwäche - Beine	1	156

Nr. Symptom	Grd.	Anz.
WEAKNESS - LOWER LIMBS		
163. Zittern - Beine	1	88
TREMBLING - LOWER LIMBS		

Schlaf / Sleep

Nr. Symptom	Grd.	Anz.
164. Leicht, nicht tief	1	80
LIGHT		
165. Ruhelos	1	395
RESTLESS		
166. Schlaflosigkeit - Jucken, durch	1	42
SLEEPLESSNESS - ITCHING, FROM		
167. Unerquicklich	1	227
UNREFRESHING		
168. Unerquicklich - aufstehen, möchte nicht	1	22
UNREFRESHING - RISING, INDISPOSED TO		

Träume / Dreams

Nr. Symptom	Grd.	Anz.
169. Angenehm	1	139
PLEASANT		
170. Beerdigungen	1	15
FUNERALS		
171. Diebstahl - begangen zu haben; einen Diebstahl	1	3
THEFT - COMMITTED A THEFT, HAVING		
172. Erfolglose Anstrengungen	1	24
UNSUCCESSFUL EFFORTS		
173. Erfolglose Anstrengungen - erreichen; einen entfernten Ort zu	1	3
UNSUCCESSFUL EFFORTS - REACH A DISTANT PLACE, TO		
174. Erotisch	1	208
AMOROUS		
175. Fische	1	6
FISHES		

Nr.	Symptom	Grd.	Anz.
176.	Hochgelegene Orte	1	10
	HIGH PLACES		
177.	Hunde	1	22
	DOGS		
178.	Hunde - schwarze	1	3
	DOGS - BLACK		
179.	Insekten	1	7
	INSECTS		
180.	Katzen	1	13
	CATS		
181.	Nackte Menschen	1	3
	NAKED PEOPLE		
182.	Nacktheit	1	6
	NAKEDNESS		
183.	*Tiere*	2	43
	ANIMALS		
184.	Verfolgt zu werden	1	22
	PURSUED, BEING		
185.	Viele	1	261
	MANY		
186.	Vögel	1	2
	BIRDS		

Schweiß / Perspiration

Nr.	Symptom	Grd.	Anz.
187.	Morgens (6 - 9 h) - Erwachen - beim	1	11
	MORNING - WAKING - ON		
188.	Nachts (22 - 6 h)	1	197
	NIGHT (= 22-6 H)		
189.	Geruch - übelriechend	1	107
	ODOR - OFFENSIVE		
190.	Plötzlich	1	13
	SUDDEN		

Nr.	Symptom	Grd.	Anz.
191.	Reichlich PROFUSE	1	190

Haut / Skin

Nr.	Symptom	Grd.	Anz.
192.	Empfindlichkeit - Sonne, gegen SENSITIVENESS - SUN, TO	2	2
193.	Farbe - rot - Kratzen, nach DISCOLORATION - RED - SCRATCHING; AFTER	1	26
194.	Farbe - rot - Stellen; an einzelnen DISCOLORATION - RED - SPOTS	1	120
195.	Hautausschläge - Sonne, durch ERUPTIONS - SUN; FROM	1	2
196.	Jucken - Hautausschläge - ohne ITCHING - ERUPTIONS - WITHOUT	2	23

Allgemeines / Generalities

Nr.	Symptom	Grd.	Anz.
197.	Hitze - Hitzewallungen HEAT - FLUSHES OF	1	246
198.	Hitze - Hitzewallungen - Schweiß - mit HEAT - FLUSHES OF - PERSPIRATION - WITH	1	39
199.	Müdigkeit WEARINESS	2	226
200.	Müdigkeit - nachmittags WEARINESS - AFTERNOON	1	30
201.	Schmerz - wund schmerzend (= wie zerschlagen, empfindlich etc.) PAIN - SORE, BRUISED	1	237
202.	Sonne - Aufenthalt in der Sonne SUN - EXPOSURE TO THE SUN	1	66
203.	Speisen und Getränke - Milch - Abneigung FOOD AND DRINKS - MILK - AVERSION	1	66